# CONTRIBUTION A L'ÉTUDE

DE

# L'ORIGINE HYDRIQUE

DE LA

# FIÈVRE TYPHOÏDE

—————

## FIÈVRE TYPHOÏDE ET EAU DE SEINE

### DANS LES PRISONS DE PARIS

PAR

## Le Dr RADIGUET

Ancien interne en médecine des Infirmeries de la Santé,
Ancien externe en médecine des hôpitaux de Paris,
Ancien externe en chirurgie du Bureau central,
Médaille de bronze de l'Assistance publique.

## PARIS

### ASSELIN ET HOUZEAU

LIBRAIRES DE LA FACULTÉ DE MÉDECINE,

Place de l'Ecole-de-Médecine.

—

1893

# CONTRIBUTION A L'ÉTUDE

DE

# L'ORIGINE HYDRIQUE

DE LA

# FIÈVRE TYPHOÏDE

---

## FIÈVRE TYPHOÏDE ET EAU DE SEINE

### DANS LES PRISONS DE PARIS

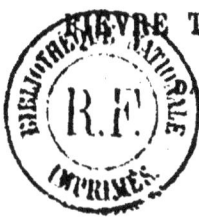

PAR

## Le Dr RADIGUET

Ancien interne en médecine des Infirmeries de la Santé,
Ancien externe en médecine des hôpitaux de Paris,
Ancien externe en chirurgie du Bureau central,
Médaille de bronze de l'Assistance publique.

---

## PARIS

### ASSELIN ET HOUZEAU

LIBRAIRES DE LA FACULTÉ DE MÉDECINE,

Place de l'Ecole-de-Médecine.

—

1893

# CONTRIBUTION A L'ÉTUDE

DE

# L'ORIGINE HYDRIQUE

DE LA

# FIÈVRE TYPHOÏDE

*Fièvre typhoïde et eau de Seine dans les prisons de Paris*

---

## INTRODUCTION.

Lorsque nous parlons d'origine hydrique de la fièvre typhoïde, nous entendons par ce terme la genèse de cette maladie sous l'influence d'une eau adultérée par les matières fécales.

Ce sujet, que nous allons aborder, comprendra deux parties, comme l'indique le titre de notre thèse.

La première sera consacrée à l'historique de la fièvre typhoïde dans ses rapports avec les eaux contaminées ; la deuxième sera réservée à l'étude étiologique de cette maladie à la prison de la Santé.

L'idée de notre thèse nous a été suggérée par M. Variot.

Pendant deux années, M. Variot est resté le médecin de l'Infirmerie centrale, et la rareté de la dothiénentérie, dans une prison soumise toute l'année à l'eau de Seine, a été une des choses les plus curieuses que lui ait fournies la pathologie spéciale du détenu. Ce fait bizarre nous avait également semblé surprenant; aussi, lorsque ce sujet de thèse nous fut proposé par notre maître, l'acceptâmes-nous de suite, d'enthousiasme je dirai presque, certain que nous pouvions contribuer avec lui à l'histoire étiologique de la fièvre typhoïde à Paris.

Si ce travail présentait quelque valeur, c'est à ceux qui ont contribué à notre éducation médicale que nous en serions redevable.

Que M. Variot, médecin des hôpitaux, qui nous a indiqué le sujet de notre thèse et nous a donné de nombreux conseils au cours de sa préparation, veuille bien recevoir nos remerciements les plus sincères, que nous lui devons d'ailleurs à d'autres titres; car nous n'oublions pas que pendant neuf mois nous avons suivi son service d'hôpital, et que c'est à ses leçons aux lits de jeunes malades que nous avons appris notre pathologie infantile, cette science si délicate et si difficile.

A M. le Dr Duguet, professeur agrégé à la Faculté de médecine, officier de la Légion d'honneur, membre de l'Académie de médecine, l'assurance de notre entier dévouement et de notre gratitude la plus vive; M. Dug.... n'a pas été seulement pour nous le maître si recherché et si envié des étudiants; sans doute, notre dette est grande envers le clinicien brillant qui, pendant vingt mois, nous a initié à l'art de diagnostiquer et de guérir; mais nous nous souvenons aussi d'une époque pénible pour nous, où ce maître vénéré, dont le cœur est à la hauteur de l'intelligence, est venu sans hésiter prodiguer à l'un des nôtres, mortellement malade, son temps et sa science de médecin.

Pendant les trois années que nous avons passées à la prison de la Santé, M. le Dr Barrault, médecin des infirmeries de la Santé, nous a montré qu'un médecin de grande expérience pouvait être un homme essentiellement bon. Nombre de fois nous avons eu recours à lui, et toujours nous avons trouvé en lui un ami autant qu'un maître ; nous lui en gardons une profonde reconnaissance.

Que tous nos maîtres des hôpitaux, M. le professeur Duplay, MM. Th. Anger, Bouilly et Delens, chirurgiens des hôpitaux, MM. les D⁰ˢ Daulos et Hutinel, médecins des hôpitaux, MM. Marchant, Michaux, Bazy, Chaput, Broca, Poirier, Walther et Potherat, chirurgiens du Bureau central, reçoivent nos remerciements les plus sincères pour ce qu'ils nous ont appris, pendant nos années d'externat.

Nous sommes heureux de dire que nous avons trouvé l'empressement le plus complet de la part de l'administration pénitentiaire à nous fournir les renseignements et statistiques dont nous avions besoin ; mais nous avons trouvé surtout la bienveillance la plus absolue auprès de M. Laguesse, ancien directeur de la Santé, qui a mis à notre disposition les archives de la Santé, et son temps très souvent ; M. Patin, le nouveau directeur, nous a donné aussi son concours dans les mêmes conditions ; pour leur collaboration à notre œuvre, nous les remercions de tout cœur.

Enfin nous nous garderons bien d'oublier dans nos témoignages de reconnaissance notre maître de la première heure, M. l'abbé Marie, curé de Heugon (Orne), pour lequel nous avons en même temps la plus vive affection.

# CHAPITRE PREMIER.

## HISTORIQUE.

*Division*. — Si nous jetons un rapide coup d'œil sur l'historique de la fièvre typhoïde envisagée quant à son origine hydrique seule, et si nous regardons cette question dans son ensemble, il nous est facile d'y distinguer trois grandes périodes : une première toute vague et nuageuse, *période ancienne ;* une deuxième où la vérité commence à se faire jour, *période de transition ;* une troisième enfin, que j'appellerai *contemporaine* ou mieux *bacillaire.*

La première période est pauvre en faits intéressant notre sujet ; c'est le contraire pour les deux suivantes.

Nous subdiviserons la dernière période en deux époques distinctes : une appartenant en entier au bacille d'Eberth, l'autre voyant un nouveau venu, le bacillus coli, se poser en concurrent.

Il nous est difficile de limiter ces périodes d'une date précise ; une théorie ne s'implante jamais brusquement et d'un seul bond ; elle en fait disparaître une autre et lui succède d'une façon toute progressive, si bien qu'il existe un moment où la suprématie ne lui est accordée qu'après une lutte des plus vives.

Nous pouvons dire cependant, sans trop nous écarter de la vérité, que la période ancienne arrive chez nous jusqu'aux années 1876, 1877 ; nous disons chez nous, car elle avait alors depuis longtemps pris pied à l'étranger ; elle y régnait même en maîtresse quand la période de transition ne faisait que s'ouvrir en France.

Enfin la dernière période, période bacillaire, commence

avec la découverte du bacille d'Eberth ou, plus exactement, une année ou deux plus tard, le temps qu'a mis ce
dernier à s'affirmer d'une manière positive.

Nous allons consacrer un paragraphe spécial à chacune
de ces époques.

### PÉRIODE ANCIENNE.

De tout temps, l'importance des eaux potables, au
point de vue de l'hygiène, a été reconnue.

Hippocrate ne disait-il pas : « Donc lorsqu'un médecin
arrive dans une ville à lui inconnue, il acquiert des
notions très précises sur la nature des eaux dont les habitants font usage ; si elles sont lacustres ou molles, ou
dures et sortant de lieux élevés et rocailleux, ou crues et
saumâtres (1) ».

Galien de son côté (Commentaires sur le livre V des
épidémies) (2) déclare qu'une eau mauvaise peut être la
cause de maladies épidémiques, surtout pour une agglomération telle qu'une armée.

Nous en pourrions dire autant de Borsieri et de
Pringle.

Mais si, dans les âges les plus reculés de l'histoire, on
n'a pas méconnu l'importance de l'eau d'alimentation,
jamais du moins on n'avait incriminé son rôle pathogé-
nique avec une telle insistance qu'à notre époque et
jamais non plus on n'avait apporté de preuves aussi déci-
sives que celles publiées dans ces dernières années.

En ce qui concerne notre sujet, ne voit-on pas Gendron,
même en 1828, soupçonner successivement dans la genèse
de la fièvre typhoïde l'air, les aliments, l'eau ; puis

---

(1) Citation de M. le professeur Brouardel. *Revue scientifique*, nu-
méro 9, 1887, page 257. L'eau potable.

(2) Citation de M. Guéneau de Mussy. *Clinique médicale*, tome III,
Paris 1883.

accuser en définitive le contact répété et prolongé, « toutes les causes citées manquant, disait-il, dans les lieux où l'épidémie avait été la plus meurtrière (1) ».

Et cependant, parmi les observations nombreuses de Gendron, si précises, si rigoureuses, il en est plusieurs où l'on pourrait croire à l'eau plutôt qu'à tout autre mode de propagation, témoin l'observation qui suit et que nous ne pouvons résister au désir de citer :

« La petite L... est ramenée au hameau de la Drouauderie, au douzième jour d'une fièvre typhoïde, qu'elle a contractée dans une petite ville éloignée d'une lieue. Elle est soignée par sa mère âgée de 60 ans, qui au bout de quelques semaines prend la fièvre. Deux voisines, qui viennent tour à tour donner leurs soins à cette femme, tombent malades, et leurs deux maisons deviennent des foyers d'infection ; chez l'une 5 personnes, chez l'autre 4, sont atteintes, et l'épidémie poursuivant son cours, un seul des 19 habitants du hameau est épargné : c'est un enfant à la mamelle. »

Pourquoi cet enfant à la mamelle fut-il seul à résister ? Le contact cependant ne dut pas lui manquer avec sa mère malade ; il dut même être plus intime et répété que pour bien d'autres qui furent frappés dans cette épidémie.

Cette observation, qu'il nous est si facile d'interpréter aujourd'hui, demeura muette pour Gendron, et il n'en pouvait être autrement, alors que la spécificité de la dothiénentérie n'était même pas encore nettement établie et qu'on n'entrevoyait pas le danger de matières fécales venues d'un typhoïsant.

Négligeons donc hardiment ces années, car nous sommes loin de l'époque où le chaos étiologique de la dothiénentérie se dissipera à la lumière d'une doctrine nouvelle,

(1) Gendron. — Mémoire sur les épidémies de Château-du-Loir et des environs (*Archives de médecine*, 1828.)

En nous y attardant, nous y verrions Chomel, en 1834, avouer que l'origine de la fièvre typhoïde est entourée de la plus grande obscurité, et Stewart en parler comme d'une chose vague et incertaine.

Nous pourrions y voir encore Beau croire à une fermentation putride intestinale et à la résorption de poisons ainsi formés, et Piorry édifier la théorie de l'encombrement, de la viciation, par beaucoup ou par soi-même, d'une atmosphère confinée, insuffisante, premier germe peut-être de la doctrine pythogénique.

Ce que nous trouverions dans ces années, ce sont toutes les causes banales, invoquées toujours et partout : l'âge, les saisons, le climat, le sexe, etc.; une seule chose néanmoins reste acquise à cette époque, l'acclimatement.

C'est donc avec raison qu'en 1875 M. Arnould, dans un travail (1) sur l'étiologie de la fièvre typhoïde, écrivait : « Ce n'est pas une hardiesse excessive d'affirmer que l'étiologie de la fièvre typhoïde n'a jamais été très précise. »

Est-ce à dire pour cela que dès cette époque, dans ces années de la première moitié du siècle, il n'y eut jamais de fait positif apporté en faveur de la propagation par les eaux potables ? Non assurément !

Ainsi en 1823, Dupré, dans le Journal de physiologie de Magendie, parle d'une épidémie qui se serait développée dans un village, à la suite de la consommation par les habitants d'une eau stagnante, corrompue et d'odeur infecte, la sécheresse ayant alors tari les fontaines ordinairement en usage.

Un peu après, mais bien loin de nous encore, en 1836, John Harley relate également une épidémie de fièvre typhoïde, comme étant survenue dans un village par absorption d'eau croupissante, recueillie dans les dépres-

(1) J. Arnould. — Étiologie de la fièvre typhoïde ; *Gazette médicale de Paris*, 1875, nᵒˢ 7, 9, 13, 16, 23, 27, 31.

sions du sol et réunie dans une citerne. Cette eau était devenue particulièrement mauvaise au goût et repoussante à l'odorat, pendant les grandes sécheresses de l'été de 1830.

Sur 318 habitants, 117 prouaient la fièvre et 19 mouraient (1).

Ce même John Harley, trente ans plus tard, en 1866, gardait toujours la même impression et citait à l'appui, entre autres arguments, l'épidémie de Bedfort de 1859 (2).

Et ce n'est pas tout ; nous pouvons citer encore, parmi celles qui ont pu échapper à nos longues recherches, l'épidémie d'Ettelbruch en 1844 ; six personnes habitant une même demeure tombent malades : un mois avant, on avait creusé dans la maison voisine, près du puits en contrebas, une fosse d'aisances. A partir de ce moment, l'épidémie rayonna tout autour parmi la population qui faisait usage du puits ; il est à remarquer que dans une famille atteinte, seul le père, qui ne buvait jamais d'eau, fut épargné par la maladie ; malgré les appréciations ironiques de M. Arnould au sujet de ce dernier fait, nous ne le regardons pas moins comme très curieux et nous le rapprochons volontiers de l'observation de Gendron (3).

Faut-il ajouter à ces relations celle de l'épidémie de Mayence :

La fièvre typhoïde frappe brutalement en 1843 et 1844, deux compagnies de la garnison de Mayence ; 120 hommes tombent malades ; 21 succombent. On recherche quelles peuvent être les causes de ces accidents multipliés, et l'on s'aperçoit que l'eau servie aux soldats présentait une odeur de putréfaction qu'elle devait à des infiltrations d'égouts, dont les conduites étaient en fort mauvais état (4).

(1) *Edim med. and. surg. journ.*, 1830, XLVIII, p. 60.
(2) *A system of medic*, edited by Reynolds, 1866. — T. I, p. 620.
(3) *Journ. de médecine de Bruxelles*, septembre 1861. Dr Schmitt.
(4) Riecke. — *Kriegs und Friedenstyphus* (cité par M. J. Arnould).

Mentionnons enfin les 2 cas suivants signalés par Parkes dans son manuel d'hygiène (1), et dus à Flint et à Routh (cas signalés par M. Arnould).

1° Flint. En 1856, un étranger, malade de la fièvre typhoïde, arrive dans une ville de l'État d'Érié; bientôt une épidémie éclate, frappant une très notable partie de la population; ne sont épargnés que les individus dont les familles consommaient d'autre eau que celle du puits de l'hôtel où était soigné le typhique.

2° Routh. Épidémie d'un groupe de personnes. Huit personnes s'alimentent à un réservoir souillé par les déjections typhiques; toutes prennent la fièvre typhoïde.

Mais tous ces faits, dont le premier en date appartient à la médecine française, passent inaperçus ou presque, chez nous; à l'étranger, au contraire, ils trouvent un accueil favorable; en Angleterre et en Allemagne, la théorie de l'infection par l'eau se fortifie de cas nouveaux et marche de pair avec celle des émanations.

Nous en avons la preuve dans les nombreuses observations contenues dans le livre de Noël Guéneau de Mussy, toutes ou presque toutes empruntées à nos voisins; sur une cinquantaine d'observations résumées, 14 accusent nettement l'eau de boisson d'une façon directe; 3 parlent d'infiltration du sol par les matières fécales, sans mettre en question la souillure de l'eau; 5 incriminent le lait. On sait du reste que ce n'est pas le lait qui jouit d'un pouvoir typhogène, mais l'eau qui sert à le couper. En tout 10 par conséquent, soit presque la moitié en faveur de la théorie que M. Arnould, en 1874-75 (2), appelait « naissante », pour bien la distinguer des anciennes doctrines de l'absorption pulmonaire.

Et si M. Arnould parle du rôle de l'eau dans la propagation de la fièvre typhoïde, c'est plutôt pour essayer de

(1) A. Parkes. A manual of pratical hyg., 1873.
(2) Arnould. Gazette médicale, 1875 (déjà citée).

réfuter les observations qui tendent à l'établir. Une fois (entre autres) il s'avoue impressionné ; il s'agit de l'épidémie de l'orphelinat de Halle en 1871 ; n'empêche que plus tard, en 1888, dans son article du dictionnaire Dechambre, il revient sur cette impression première et le fait ne lui paraît plus aussi probant.

Naissante pour nous en 1875 et 1876, cette théorie des eaux potables souillées par les matières fécales? Malheureusement oui !

Comme en beaucoup d'autres questions, nous avions eu l'idée première, avec l'observation de Dupré. — Bricheteau aussi (1838, Mémoires de l'Académie) et Pierre Frank avaient été des précurseurs de Murchison. — Mais l'idée première, au lieu de germer chez nous, s'en était allée fructifier ailleurs. Elle nous revenait définitivement mais tardivement en 1877, lors de la fameuse discussion à l'Académie de médecine, avec Noël Guéneau de Mussy et Jaccoud comme parrains officiels. Nous venons de parler de Noël Guéneau de Mussy. Disons maintenant que M. Jaccoud apportait aussi de nombreuses preuves en faveur de ce qu'il nommait l'origine fécale de la maladie. Où ces preuves étaient-elles prises? A l'étranger toujours, et l'éloquent professeur s'en excusait, alléguant la pénurie des documents français sur ce sujet ; encore regardait-il comme françaises les publications alsaciennes.

Pour notre compte, nous avons dépouillé bien des journaux ; nous avons feuilleté bien des thèses, et qu'avons-nous trouvé la plupart du temps comme étiologie ? Toute la banalité des causes toujours et partout invoquées dans toutes les maladies, à toutes les époques: le froid, les saisons, le sexe, l'âge, l'encombrement ; exceptons-en toutefois l'acclimatement déjà signalé.

Nous devons une mention néanmoins aux deux thèses suivantes : celle de Fayet (Paris 1858) et celle de Knopff (Nancy 1875).

1° Fayet, dans sa thèse, indique nettement la voie digestive, comme une porte d'entrée à l'infection typhique.

Nous retenons parmi ses observations l'épidémie du village de Bischoffsheim (1834). L'eau d'alimentation était amenée au village par des conduites en bois, à moitié pourries et passant peu au-dessous de fosses d'aisances et de fumier.

Il relate aussi l'épidémie de la garnison de Mayence dont nous avons déjà parlé.

2° Knopff, en 1875, a basé sa thèse sur l'épidémie de Vallérysthal, et il nous semble qu'il a démontré là le rôle de l'eau; sans doute il n'apporte pas la preuve de la cessation de l'épidémie par la suppression de l'eau, et il nous en donne la raison; mais il arrive à donner à l'eau le rôle essentiel, par exclusion de toutes les autres causes et après examen rigoureux de chacune d'elles; et pour nous son argumentation est des plus sérieuses.

Knopff ne se contente pas de cette observation personnelle; il cite encore, comme lui appartenant en propre, l'épidémie du village de Wolfskirchen (ancien département de la Meurthe), sans compter plusieurs autres, empruntées à différents auteurs.

En 1875, époque à laquelle Knopff écrivait sa thèse, bien peu s'écartaient de l'idée de l'infection typhique par la voie pulmonaire; c'était l'époque où M. Arnould s'écriait que la voie suivie par les miasmes dans leur assaut contre l'organisme était la voie respiratoire, toutes les autres n'étant que des sentiers vis-à-vis de cette grande route.

Si nous parlons beaucoup de M. Arnould, c'est qu'il a publié de nombreux travaux sur l'étiologie de la fièvre typhoïde et qu'il a, de plus, son nom au bas de l'article Fièvre typhoïde du dictionnaire Dechambre.

Pour en revenir à M. Knopff, nous pouvons dire que sa thèse était, en 1875, une nouveauté dans notre pays; n'oublions pas cependant que Nancy appartient à cette région de l'Est qui a produit de nombreuses observations sur la question qui nous occupe, et ce de bonne heure.

Nous ne pouvons quitter cette période sans signaler ceux qui l'ont illustrée, faisant sortir l'étiologie de la fièvre typhoïde de l'obscurité où elle était plongée, du vague et de la banalité qui en étaient la caractéristique.

Nous n'ajouterons à ces noms aucun commentaire. Il y a dans la science des figures qui s'imposent d'elles-mêmes et coupent court à toute velléité d'éloge.

Si l'école anglaise peut, à juste titre, être fière de Murchison et de Budd, si l'école allemande se glorifie également et à bon droit des noms de Canstatt, de Von Gielt, de Griesinger, la médecine française de son côté peut mettre en parallèle et sur le même plan, dans la question qui nous occupe, les noms de Dupré, Bricheteau, Gendron, Piorry, Noël Guéneau de Mussy, Jaccoud et Bouchard.

### PÉRIODE DE TRANSITION OU PRÉBACILLAIRE.

La grande discussion à l'Académie, en 1877, la communication, la même année, au congrès de Genève, de M. le professeur Bouchard, sur l'étiologie de la fièvre typhoïde, ne tardèrent pas à porter leurs fruits.

De jour en jour, les vieilles doctrines de l'infection par la voie pulmonaire, virent se restreindre leur domaine, sur lequel vint empiéter à chaque nouvelle observation la théorie de la propagation de la maladie par l'eau envisagée comme véhicule du poison typhogène.

C'est qu'en effet, pour qu'une idée, si bonne soit-elle, vienne à prendre rang dans la science, il lui faut le patronage d'un de ces maîtres qu'on écoute toujours, tant leurs travaux les placent hors de pair; en un mot, pour qu'une parole s'en aille fructifiant, il faut qu'elle tombe de haut, *ex cathœdrd*, comme on dirait ailleurs que dans cette école.

Or, trois des maîtres de l'école française avaient parlé; bien plus, leurs paroles étaient parties de tribunes retentissantes, je veux dire l'Académie de médecine pour les deux premiers, et le Congrès international de Genève pour M. Bouchard (1).

De tous côtés on se mit à observer dans le sens indiqué.

Il n'entre pas dans notre intention de citer à cetteplace toutes les observations d'épidémies où l'eau a joué manifestement ou probablement le rôle de cause productrice, qu'elle ait été souillée préalablement de façon banale ou spécifique.

Ces observations sont très nombreuses; nous voulons dégager seulement de leur ensemble la caractéristique de l'époque que nous étudions.

Or, dans ces années qui suivent les communications des maîtres que nous venons de nommer, et qui commencent à 1877, il manque encore à la question qui nous occupe un élément important de certitude, élément de premier ordre, qu'Eberth seul nous apportera plus tard, en 1881 et 1882, par la découverte de son bacille.

Autrement dit, le rôle de l'eau s'affirme de plus en plus; mais qui donne à cette eau sa puissance typhogénique?

Les matières fécales, répond-on.

Les partisans de la doctrine pythogénique (Murchison) n'ont même pas besoin de ce facteur, toute putridité organique pouvant devenir spécifique par la fermentation; et si, disent-ils, les matières fécales d'un typhique sont plus dangereuses, c'est qu'elles sont fermentescibles plus rapidement et plus facilement que d'autres matières organiques.

Pour d'autres, il faut à une maladie spécifique comme la dothiénentérie, un germe spécifique toujours le même; pas de fièvre typhoïde sans typhoïsant antérieur; l'égout qui peut amener des épidémies typhiques, soit par

---

(1) Bouchard. Congrès international de Genève, 1877.

Radiguet.  2

ses émanations, soit par ses infiltrations allant polluer l'eau de boisson, n'est que « la continuation de l'intestin malade ». (Budd et Von Gielt.)

En 1877, lors de la grande discussion à l'Académie de médecine, dont il a été question plus haut, M. Jaccoud apportait un total de 73 cas, où les matières fécales avaient été incriminées à bon droit dans la pollution d'eaux potables ayant donné naissance à des épidémies de fièvre typhoïde. Sur ces 73 cas, il était parlé 22 fois de souillure spécifique, par des matières fécales venues d'un typhique ; 17 fois il n'était question que de pollution banale, sans idée de spécificité ; 34 fois la banalité ou la spécificité n'étaient pas établies.

Ces chiffres nous dispensent d'essayer de trancher un point de doctrine, qui ne le sera peut-être de longtemps ; aussi n'insistons-nous pas sur ce sujet.

Mais qu'il y ait matières fécales banales ou spécifiques, ou même putridité organique quelconque à invoquer dans la pollution des eaux, quel est l'agent qui donne la puissance typhogénique à ces matières et consécutivement à l'eau ?

Nous devons l'avouer, à l'époque où nous sommes, l'incertitude la plus grande règne en cette question, ce qui fait que nous avons donné à cette période le nom de période de transition ou prébacillaire. (M. Arnould l'appelle période d'incubation du bacille.)

Les uns croient à des poisons chimiques, comme Th. Valentiner ; les autres à un virus, sans bien définir ce qu'ils entendent par là, comme aussi ceux qui parlent de miasmes sans s'expliquer davantage ; certains enfin, plus rares, plus clairsemés, mais plus clairvoyants, subissant déjà les doctrines pastoriennes, acceptent volontiers l'idée d'un microbe.

Il y avait longtemps qu'on parlait de microorganismes dans la fièvre typhoïde, et les précurseurs du bacille, re-

gardé aujourd'hui comme spécifique, furent nombreux
si tous ne furent pas heureux.

Dès 1864, Tigri de Sienne ouvrait la série de ceux
qui pensaient trouver, en dehors de l'organisme, un microbe spécifique et apportait ses recherches à l'Académie
des sciences.

Sept ans plus tard, Recklinghausen décrivait des microcoques dans des abcès du rein consécutifs à une dothiénentérie.

Puis Coze et Feltz en 1866 parlaient de bactéries, Hallier
également, puis Klein en 1875. Tizoni, Braudlecht en
1880, signalaient aussi des organismes inférieurs et mi-
croscopiques comme agents de la même maladie.

En 1875, Browiez trouvait des bâtonnets immobiles dans
la rate, le cœur, le rein, les muscles.

Klebs et ses élèves découvraient à leur tour, de 1871 à
1880, des bâtonnets courts et des filaments allongés, dont
Koch plus tard faisait justice.

En 1870, M. le professeur Bouchard, étudiant l'albumi-
nurie rétractile des typhiques, avait aperçu des bacilles
qui, très probablement, étaient des bacilles d'Eberth.

Fischel, de son côté, avait vu des microcoques dans un
abcès du rein, qui devaient être également des bacilles
d'Eberth.

On était certainement sur la trace; de tâtonnements
en tâtonnements on devait arriver à un résultat; mais
toutes ces découvertes différentes, réfutées pour la plupart dès leur apparition, n'en laissaient pas moins à
certains esprits plus de scepticisme ou plus d'incertitude; et en attendant que l'agent de la fièvre typhoïde fût décelé d'une manière certaine, et recherché
dans les eaux soupçonnées, que restait-il à faire pour
établir nettement le rôle de ces eaux?

Il fallait que les observations relatées dans ce but
pussent se rapporter aux conditions suivantes, reconnues
indispensables :

1° L'éclosion soudaine de cas multipliés.

2° Que le groupe atteint fût soumis aux mêmes conditions hygiéniques et climatologiques que le groupe indemne.

3° La constatation de la souillure banale ou spécifique de l'eau incriminée, suivant qu'on adopte telle ou telle doctrine, celle de Murchison ou celle de Budd.

4° La cessation de l'épidémie par la suppression de l'eau polluée.

Ces quatre conditions ont été développées la première fois par A. Hirsch (1).

Hirsch a basé son étude sur les observations suivantes, ayant trait à des épidémies de groupe :

De Renzy. Épidémie de la prison de Millbank à Londres 1872.

De Wittenbach. Épidémie de Berne, 1873-74.

De Brow. Épidémie du pensionnat de Mansfield à Ploga (Pensylvanie), 1874.

De Blaxall. Épidémie de Gunnislake près Liverpool, 1876.

De Thorne. Épidémie de Caterham et de Red-Hill (comté de Surrey), 1879.

De Proels. Épidémie de Nabburg (Haut-Palatinat), 1880,

Pour M. J. Arnould, ces quatre conditions ne sont pas suffisantes ; il en faut ajouter une cinquième : que l'épidémie n'éclate pas trop longtemps après le moment où la souillure spécifique de l'eau s'est réalisée. (2).

Nous objectons à M. Arnould qu'il est difficile de savoir souvent le moment exact de la pollution.

Que se passe-t-il, en effet, dans la majorité des cas ?

Une épidémie de fièvre typhoïde éclate dans un pays où la maladie était sinon inconnue du moins peu fréquente

---

(1) Hirsch. — *Handbuch der histor. geogr. Pathol.* 2ᵐᵉ édition Stuttgart, 1881.

(2) J. Arnould. — Art. *Fièvre typhoïde* du Dict. Dechambre.

Elle succède à un cas isolé dans un laps de temps qui oscille généralement de dix à vingt jours ; mais on comprend que cette période puisse être bien différente, suivant que certaines conditions, la pluie en particulier, sont intervenues.

Le rôle de la pluie a été bien mis en évidence dans certaines épidémies. (Épidémie de Compiègne, 1886 ; Pierrefonds, 1886 ; Lorient, 1891, etc).

Les choses se passent de la façon suivante, pour les épidémies de campagne, et ce sont les plus nombreuses, et ce sont celles qui ont le plus servi à élucider l'étiologie de la fièvre typhoïde.

Dans les campagnes donc, le fumier et sa fosse à purin, le puits, les fosses d'aisances, sont contigus à la maison d'habitation. Quelqu'un vient-il à s'aliter, ses déjections sont jetées sur le fumier, ou portées à la fosse d'aisances, qui, disons-le, n'est qu'un trou creusé en terre, sans paroi cimentée aucune.

On comprend dès lors que, suivant le plus ou moins grand état de sécheresse de la terre, il faudra un temps plus ou moins long pour permettre aux matières fécales de filtrer jusqu'à l'eau du puits ; on comprend aussi que l'état du sol puisse influer de même sur cette filtration.

La pollution des eaux du puits sera donc plus ou moins rapide, suivant telle ou telle circonstance ; plus ou moins rapidement par conséquent se fera l'éclosion des infections secondaires par rapport au fait initial.

M. Arnould, après avoir ajouté une cinquième condition, fait encore des réserves en ce qui concerne la quatrième ; car, dit-il, l'épuisement de la réceptivité du groupe atteint peut très bien coïncider avec la suppression de la source incriminée.

Nous ne doutons pas un instant qu'il en puisse être parfois ainsi ; mais nous croyons qu'une coïncidence semblable doit être toute fortuite, rare par conséquent.

Et puis, quoi de plus vague et de plus hypothétique que cette réceptivité épuisée ! Quelle limite lui fixer ?

Dans le fait raconté à la Société médicale de Genève par le D' Gauthier (1), sur 10 personnes ayant bu une eau contaminée, 8 prennent la fièvre typhoïde, et les 2 qui échappent à la maladie n'en avaient absorbé qu'une quantité insignifiante.

Dans l'observation de Gendron, l'enfant seul demeura indemne sur une population de 19 habitants, et, dans ce chiffre formidable d'infectés, nous comptons 2 personnes au déclin de la vie.

N'avons-nous pas vu aussi précédemment cette relation de Routh où 8 personnes, ayant fait usage d'une eau souillée, furent atteintes toutes les huit?

Et bien d'autres qu'il serait trop long de citer.

Il est donc impossible de chiffrer la réceptivité morbide d'un groupe atteint, et j'ai le droit de dire qu'en se servant de cet argument, on tombe dans une affirmation hypothétique.

Comment, nous voici en présence d'une épidémie qui sévit depuis longtemps déjà sur une localité; on a l'heureuse idée de songer à l'eau de consommation; on la supprime; chose prévue, l'épidémie ne tarde pas à décroître, et loin de voir là une relation de cause à effet, on s'amuse à croire à une coïncidence, celle de la réceptivité morbide arrivée à épuisement, cette réceptivité que nous venons de voir essentiellement variable, essentiellement élastique suivant les cas, si tant est qu'elle existe pour les milieux où ne règne pas habituellement la fièvre typhoïde!

Si le fait était isolé, j'admets qu'il pourrait être question d'une hypothèse semblable; est-ce le cas réellement? Non, en 1877, le fait était déjà multiplié, je dirais presque, au point d'en être banal.

Je sais bien que le fameux *Post hoc, ergo propter hoc* n'est pas toujours l'expression d'une vérité, témoin la théorie de Pettenkofer, vraie à Munich pour une longue période

(1) D' Gauthier. *Société méd. de Genève.* 3 déc. 1873. Lausanne, 1874.

d'années, et fausse ailleurs; mais justement, ce qui fait la force de la théorie de la propagation de la fièvre par les eaux potables, c'est d'être vraie partout, d'avoir été observée partout, à n'importe quelle saison, par n'importe quel temps, et de n'être pas obligée de se plier à une localité particulière.

Aussi, pour nous, lorsque nous voyons une épidémie de fièvre typhoïde céder à la suppression d'une eau seulement soupçonnée, croyons-nous à l'efficacité de cette suppression, et non à un prétendu épuisement de la réceptivité morbide du groupe atteint; car dans le premier cas, il y a un fait tangible, démonstratif par sa multiplicité; dans le second, une affirmation basée sur une hypothèse. Entre les deux y a-t-il vraiment à hésiter?

Résumons-nous maintenant: cette période en France a définitivement affirmé le rôle de l'eau souillée dans la propagation de la fièvre typhoïde, elle a de plus été la vraie période d'incubation du microbe. Si les tentatives microbiennes dataient déjà de 1861 et des années suivantes, elles n'avaient guère eu d'écho dans la masse du public médical; à partir des années 1875 et suivantes au contraire, sans connaître le microbe, on l'invoque un peu plus souvent. Deux grandes idées se font donc jour au début de la troisième période : l'idée du microbe, comme facteur essentiel, l'idée de l'eau de boisson, comme facteur auxiliaire. De là, lorsque le bacille sera définitivement acquis à la science, à le chercher dans l'eau incriminée, il n'y a qu'un pas. Ce pas est l'œuvre de la période qui s'ouvre.

## PÉRIODE CONTEMPORAINE OU BACILLAIRE

Commençant peu après la découverte du bacille d'Eberth, regardé comme spécifique, cette période, dans son ensemble, produit une impression que n'avaient pu

donner les deux autres, celle du rôle de l'eau s'affirmant
définitivement et universellement, et ce d'une façon
d'autant plus absolue, d'autant plus stable que le temps
marche et passe.

De plus en plus rares désormais seront les faits signalés
comme opposés à la doctrine de l'infection typhique par
l'eau polluée, de plus en plus nombreux ceux favorables
à cette idée.

Cette universalité est-elle une preuve ? Évidemment
non. En matière de science, cela ne constitue pas une
preuve. Nombreuses sont les doctrines médicales qui,
après avoir eu leur heure d'universalité, après avoir été
par tous et longtemps considérées comme l'expression de
la vérité, sont allées plus tard grossir l'armée des chi-
mères, semant de leurs cadavres les champs de bataille
de la science.

Cependant, dans la question qui nous occupe, si cette
universalité n'est pas une preuve absolue, c'est du moins
un argument de grande valeur. Voilà près de dix ans en
effet que partout, dans tous les pays, sous toutes les lati-
tudes, la doctrine du rôle typhogène de l'eau fécalement
souillée s'accuse comme une des causes les plus fréquentes
de la fièvre typhoïde. Partout où éclate aujourd'hui une
épidémie typhique, on songe en première ligne à l'eau
de boisson comme à l'agent le plus probable et, il faut bien
le dire, ce soupçon est bien souvent confirmé.

Outre son caractère d'universalité, ce qui caractérise
encore, ce qui caractérise surtout cette période, c'est l'affirmation du bacille spécifique.

Découvert en 1880 par Eberth, de Leipzig (1), trouvé
ensuite dans les plaques de Peyer par l'Allemand Meyer
en 1881, puis dans les ganglions mésentériques en 1882
par Coats et Crooke en Angleterre, étudié de façon magistrale par Gaffky en 1883, qui apporte de nouveaux

(1) Ebert. *Arch. de Virchow*, 1880-81. *Recueil de Volkmann*, 1883.

moyens d'investigations dans sa recherche, puis l'isole
et le cultive, le bacille typhique était plus tard en France
l'objet de travaux importants de la part de MM. Artaud (1), Chantemesse et Widal qui vulgarisèrent les notions acquises et les complétèrent sur plus d'un point (2).

Depuis les recherches de Gaffky, on peut dire que le
bacille d'Eberth a dominé toute l'étiologie de la fièvre
typhoïde. Qu'est-il arrivé et qu'arrive-t-il toujours depuis
lors ? Une épidémie typhique se déclarant, la première
pensée est pour le bacille d'Eberth, et comme l'eau est
son véhicule le plus fréquent, celui qui lui sert le plus
souvent d'intermédiaire entre les matières fécales d'où il
vient et l'organisme qu'il va frapper, vite on incrimine
l'eau ; on se hâte d'en faire un examen chimique et
microscopique, et souvent on arrive à le découvrir dans
l'eau soupçonnée.

Nous citerons un peu plus loin les observations d'épidémies, dues à une eau infectée par le bacille.

Mais, à côté de faits nombreux où le bacille a été trouvé
dans une eau démontrée typhogène, il en est d'autres où
cette preuve a manqué. (Nous les mettrons en regard des
précédents.)

Ces résultats négatifs ont-ils une portée suffisante pour
entamer la spécificité du bacille? Nullement : il en est du
bacille d'Eberth comme du bacille de Koch ; l'absence de
ce dernier dans les crachats d'un malade supposé phthi-
sique n'est pas une preuve absolue et telle qu'il faille
repousser l'idée de tuberculose pulmonaire.

L'absence du bacille d'Eberth, ou plutôt sa non-cons-
tatation dans une eau accusée d'avoir produit la fièvre
typhoïde peut s'expliquer de la façon suivante :

1° Il peut arriver qu'on fasse sa recherche quand il n'y
est plus (on sait qu'il s'écoule une moyenne de huit à

(1) Artaud. *Thèse de Paris*, 1885.
(2) Chantemesse et Widal. *Arch. de physiol.*, 1887.

quinze jours entre l'infection de l'organisme et l'apparition des premiers symptômes, l'incubation variant essentiellement suivant la réceptivité morbide du sujet atteint,
suivant la quantité et la qualité du microbe).

2° Il peut y être et passer inaperçu aux yeux des plus
habiles bactériologues (témoin l'épidémie de Bourg-en-
Bresse; l'eau examinée par M. Chantemesse l'avait été
négativement, alors que M. Vaillard, du Val-de-Grâce,
obtenait une analyse affirmative touchant cette eau).
Ajoutons qu'autrefois les épreuves négatives étaient plus
fréquentes, sans doute parce que les procédés microbio-
logiques étaient moins perfectionnés.

3° Enfin, il est possible, à la rigueur, que le bacille se
trouve parfois dans l'eau morbigène, sous une forme
autre que celle connue, que celle qu'il prend habituellement, et l'on comprend qu'il ne soit point saisissable
dans une telle hypothèse.

Nous avons dit, il n'y a qu'un instant, que non seulement on faisait l'examen microscopique, mais encore
l'analyse chimique de l'eau incriminée.

Avant la découverte du bacille typhique c'était là un
mode d'investigation d'assez grande importance pour
démontrer qu'une eau de consommation pouvait être
mauvaise, dangereuse et non potable. Et c'était logique ;
telle eau n'étant ni désagréable d'odeur, ni repoussante
de saveur, et se trouvant cependant chargée de matières
organiques reconnues dangereuses.

En dehors de celles-ci, d'autres eaux pouvaient également contenir des substances chimiques, poisons à certaines doses, qu'une analyse dévoilait seule, et nous nous
souvenons que Th. Valentiner avait attribué à ces poisons chimiques le rôle principal dans une explosion de
fièvre typhoïde.

Mais, il faut le reconnaître, c'étaient surtout les matières organiques que l'on chargeait de tous les forfaits ;
pour l'eau de Seine, en particulier, on l'accusait de se

saturer de substances organiques dans sa traversée de Paris, au point que le taux d'oxygène qu'elle contenait à son entrée dans la ville ne tardait pas à baisser dans de fortes proportions.

Aujourd'hui même, l'analyse chimique d'une eau incriminée n'est pas abandonnée, tant s'en faut. Ce n'est plus, il est vrai, à titre de preuve auxiliaire que se fait cette épreuve, l'épidémie de Pierrefonds de 1886 ayant démontré qu'une eau pouvait être typhogène par la présence du bacille d'Eberth, sans contenir une quantité exagérée de matières organiques : c'est plutôt pour servir à l'histoire de ce bacille, pour arriver à connaître ses habitudes, ses milieux préférés, ses eaux de prédilection.

Des expériences de laboratoire ont aussi été instituées à cet effet chez nous et à l'étranger.

Chez nous, M. G. Pouchet pose les conclusions suivantes : le bacille typhique se conserve mieux dans l'eau pure que dans toute autre ; sa pullulation est arrêtée dans les milieux riches en matières organiques.

De leur côté, MM. Chantemesse et Widal, ayant ensemencé de l'eau de l'Ourcq stérilisée, ont obtenu de belles cultures (1).

A l'étranger, Meade Bolton, en 1886, déclare n'avoir pu cultiver le bacille typhique dans l'eau pure de Gœttingue, dans l'eau distillée ou dans l'eau impure, qu'à la condition d'ajouter, par 10 centimètres cubes d'eau, 0,05 à 0,025 de bouillon de peptone alcalinisé (2).

D'autres, comme Begenoff, Wolffhugel et Riedel, s'attachèrent à la même question, sans arriver à des résultats concordants.

Mais les expériences de laboratoire fussent-elles toutes unanimes dans cette question, qu'il nous resterait à

(1) *Nouveau Traité de pathol. interne*, t. I p. 720. Art. *Fièvre typhoïde* de Chantemesse, 1892.

(2) Art. *Fièvre typhoïde* du Dict. Dechambre.

demander s'il peut en être de même pour des eaux de rivière ou de puits, soumises à des variations incessantes de température, à des remous permanents, présentant une composition chimique susceptible de subir des modifications, ayant enfin toute une population de microbes dont la nature, la quantité, la virulence sont loin d'être stables ; aussi croyons-nous qu'il est impossible d'instituer des expériences de laboratoire réalisant toutes ces conditions.

Malgré les études acharnées dont il a été l'objet, le microbe d'Eberth laissait donc certaines inconnues dans son histoire. Jusqu'en 1880 cependant, une chose paraissait formellement acquise : c'était sa spécificité. On peut dire qu'alors il était arrivé à l'apogée de sa puissance. M. Arnould, tout en n'accordant à l'eau qu'un rôle de cause prédisposante, ne contestait point la spécificité du bacille d'Eberth.

C'est ce qui m'a fait appeler phase eberthiforme, les premières années de la période bacillaire.

En 1880, donc, il ne manquait guère à sa démonstration absolue que la preuve directe résultant de l'inoculation expérimentale, quand un nouveau venu, pour ne pas dire un intrus, vint jeter le doute dans les esprits. Je veux parler du bacille qu'Escherich trouva dans les selles des nourrissons, et qu'il désigna du nom de bacterium coli commune (1), en le regardant comme un vulgaire saprophyte.

Bientôt après, on constata sa présence dans les garde-robes normales des adultes.

Hueppe, le premier, le tira de la classe des saprophytes, pour lui attribuer un rôle direct dans un cas de cholérine qu'il avait observé (2). Hueppe, de plus, constata

---

(1) *Fortschritte d. Med.*, 1885, n° 16.
(2) Hueppe. *Zur Ætiologie der Cholérine.* Berliner] Klin. Woch, 1887, p. 591.

dès cette époque sa ressemblance morphologique avec celle du bacille d'Eberth.

Depuis lors, de nombreuses études, résumées dans la thèse de Macaigne, 1892, en ont fait un microbe pathogène à manifestations multiples (entérites infectieuses, infections péritonéales etc.).

Mais ces attributs n'intéressent guère notre sujet ; nous retenons seulement le rôle typhogène que viennent de lui assigner les travaux de l'École Lyonnaise (phase lyonnaise de la période bacillaire).

C'est de novembre 1889 (Société des sciences médicales de Lyon) que date la première communication de MM. Rodet et Roux sur ce sujet.

Les idées de ces auteurs, présentées ensuite dans un mémoire à la Société de Biologie (février 1890), puis au Congrès de Londres (août 1891), ont été reprises tout récemment et défendues dans la thèse de M. Vallet (1892).

Pour MM. Roux et Rodet, le bacille d'Eberth est le bacillus coli modifié par son passage dans l'organisme humain, ce passage s'effectuant sur certaines réactions qui constituent dans leur ensemble la fièvre typhoïde.

Il me semble qu'on peut diviser leur système d'argumentation de la façon suivante :

A. — Preuves tirées du laboratoire ;

B. — Preuves venant de l'observation clinique.

A. MORPHOLOGIE ET CULTURES. — Les deux bacilles offrent une si grande ressemblance, qu'elle seule est souvent insuffisante à établir une distinction. Même le bacillus coli présente des flagella, réclamés autrefois par Hueppe (Congrès de Londres, 1891) comme nécessaires à l'identification des deux microorganismes.

Les cultures sont également insuffisantes pour les distinguer l'un de l'autre.

Par des artifices de préparation, MM. Rodet et Roux

donnent à leur bacille le caractère eberthiforme ; même
le procédé de la lactose, l'un des remparts du bacille
d'Eberth, deviendrait douteux, en ce sens qu'ils seraient
arrivés à faire perdre à leur microbe son pouvoir fer-
mentatif (1).

*Recherches sur le vivant.* — On ne trouverait pas toujours le bacille d'Eberth dans l'intestin des typhiques ;
et quand il y est, c'est en proportion très faible vis-à-vis
du bacillus coli que l'on rencontre d'une façon constante.

*Recherches dans les matières fécales.* — Le bacille d'Eberth
serait rapidement détruit dans le contenu des fosses d'aisances ; le bacillus coli, au contraire, y acquiert une virulence très grande (Thèse de Vallet 1892).

*Recherches dans les eaux suspectes.* — On est loin d'avoir
toujours trouvé le microbe d'Eberth dans l'eau accusée
d'avoir produit une épidémie typhique ; on y découvre
plus souvent le bacillus coli : MM. Roux et Rodet déclarent
même n'avoir jamais vu dans ces conditions que ce dernier.

*Inoculations aux animaux.* — Pour les auteurs lyonnais,
il y a identité dans les effets produits chez les animaux
par inoculation soit du bacillus coli, soit du bacille
d'Eberth. Ces résultats ne seraient pas admis par MM. Gilbert et Girode. (Soc. de Biologie, 2 mai 1891).

B. PREUVES CLINIQUES. — En faveur du bacillus coli sont
les observations d'épidémies typhiques dues à une souillure banale de l'eau ; nous avons signalé plus haut les
chiffres apportés en faveur de cette opinion par M. le professeur Jaccoud.

La thèse de Vallet nous signale d'autres épidémies,
épidémies d'îles en particulier, où il est impossible de
songer à une contamination par des matières fécales
spécifiques.

(1) *Société des sciences méd. de Lyon*, 1892.

Les recuells de médecine et de pharmacie militaires contiennent de leur côté nombre de relations de fièvre typhoïde dans des endroits où la maladie n'avait point sévi antérieurement, et où il était totalement impossible d'expliquer les accidents initiaux par la contagion soit directe, soit indirecte.

Tout ceci nous ramène aux idées de Murchison, avec cette différence toutefois, qu'il n'est nullement besoin d'invoquer la génération spontanée ; le microbe existe ; en fait de génération spontanée, il y a seulement pour ce microbe acquisition d'une virulence qu'il ne possède pas toujours.

Les théories lyonnaises ont eu à subir, depuis leur apparition, une lutte acharnée de la part des éberthistes. Une certaine aigreur a même présidé à ces débats.

On a fait de nombreux reproches au bacillus coli, envisagé comme agent spécifique de la fièvre typhoïde.

A une maladie spécifique comme la dothiénentérie, a-t-on dit, il faut un microbe spécifique. On peut répondre à cette objection qu'il existe des microorganismes ayant la faculté de provoquer des réactions dissemblables, au point de vue morbide, suivant certaines conditions, tel par exemple le streptocoque de l'érysipèle et de l'infection puerpérale.

On s'est étonné encore de voir qu'un bacille, qui se trouve par milliards dans l'intestin, produise si peu d'accidents typhiques. Mais n'avons-nous pas aussi le pneumocoque, comme hôte habituel de la cavité buccale, bien que la pneumonie soit heureusement rare. On peut en dire autant du bacille diphthéritique.

Sans être résolue d'une façon positive, nous croyons quant à nous, que la théorie lyonnaise présente de grandes probabilités en sa faveur ; nous croyons que le bacillus coli est davantage l'expression de la vérité que le bacille d'Eberth, obligé qu'est ce dernier d'avoir souvent recours à l'hypothèse ; en un mot, nous pensons que le bacille d'avenir, c'est le bacillus coli.

. Au cours de l'étude de ces dernières périodes, nous avons cité les noms de nombreux médecins, chez nous comme à l'étranger ; nous avons omis à dessein celui de M. le professeur Brouardel, voulant le rattacher à une question dont nous allons parler maintenant, celle de l'eau de Seine dans ses rapports avec la fièvre typhoïde à Paris.

Dès l'année 1882, Dionis des Carrières avait dit comme corollaire à ses études sur l'épidémie d'Auxerre : « lorsque, dans une grande ville éclate une grande épidémie, c'est dans les eaux potables qu'il en faut chercher la cause ».

La même année, à la séance de l'Académie de médecine du 14 novembre , Noël Guéneau de Mussy avait, à côté des égouts, invoqué les eaux de la Marne, de l'Ourcq et de la Seine comme causes de la fièvre typhoïde à Paris.

Mais il restait la preuve à faire.

A la séance du 31 mars 1885 de l'Académie de médecine, M. Durand-Claye essayait de faire cette preuve et apportait des statistiques qui montraient que, dans les quartiers alimentés par l'Ourcq, la fièvre typhoïde était proportionnelle à la quantité d'eau consommée.

Deux années plus tard, en 1887, toujours à l'Académie de médecine (séance du 29 mars), M. Cornil faisait, pour MM. Chantemesse et Widal, une communication dont la précision semblait ne devoir laisser aucun doute dans l'esprit. La communication portait sur deux ordres de faits : d'une part, des tableaux dressés par le Dr Régnier et donnant la mortalité dans les casernes de pompiers de Paris pour 1882 et 1886 (en 1882, alors que les casernes étaient soumises aux eaux de Seine ou de Marne ; et en 1886, après la suppression de ces eaux auxquelles furent substituées les eaux de source) ; et, d'autre part, des statistiques qui toutes leur étaient personnelles, indiquant l'élévation des entrées dans les hôpitaux de Paris pour fièvre typhoïde, quinze jours ou trois semaines après la distribution d'eaux de rivière.

Quelques jours plus tard (séance du 5 avril, Académie de médecine), M. Thoinot venait dire qu'il avait trouvé le bacille d'Eberth dans l'eau de Seine, prise à 20 mètres en aval de la machine élévatrice du pont d'Austerlitz.

Mais le fait capital de cette année, dans la question qui nous occupe, c'est la magistrale communication de notre doyen, M. le professeur Brouardel, au Congrès de Vienne traitant de l'étiologie générale de la fièvre typhoïde et de l'eau de Seine comme le facteur de cette maladie à Paris (1).

Depuis cette époque, les faits publiés dans ce sens ne se sont pas ralentis.

Fernet attribuait l'épidémie de Beaujon, à l'eau de Seine insuffisamment filtrée (2).

M. Chantemesse reprenait sa question favorite, en novembre et en décembre 1889, en apôtre convaincu et acharné (3).

Il publiait, dans ces séances de la Société médicale des hôpitaux, de nouvelles statistiques qui étaient appuyées par celles qu'apportait M. Vaillard.

Toujours dans la même séance, M. Ollivier citait son rapport au Conseil d'hygiène et M. Letulle présentait plusieurs cas de fièvre typhoïde dus à l'absorption de tisane de coco à base d'eau de Seine.

En 1890, note de M. Dujardin-Beaumetz, ayant trait à la même question (4).

Disons enfin, pour terminer, que M. H. Vincent a trouvé

(1) *Progrès médical*, 1887, page 270 à 275.
(2) *Société médicale des hôpitaux*, 28 octobre 1887.
(3) *Société médicale des hôpitaux*, 8 novembre et 13 décembre 1889.
(4) *Semaine médicale*, 1890.

Radiguel.                                                              3

le bacille typhique dans l'eau de Seine, en juillet 1890(1)
et que ce même bacille y a été rencontré à nouveau par
M. Miquel de Montsouris (2).

## CHAPITRE II

### A. — De la fièvre typhoïde à la prison de la Santé.

#### DESCRIPTION DE LA PRISON DE LA SANTÉ.

Nous connaissons maintenant l'histoire de la fièvre typhoïde dans ses rapports avec l'eau potable, et ici à Paris
avec l'eau de Seine ; nous allons nous occuper désormais
de l'étude de cette même maladie à la prison de la Santé,
et aussi dans les autres maisons de détention de Paris,
toujours en ce qui concerne son origine hydrique. Nous
insisterons néanmoins sur ce qui se passe à la Santé.

Mais avant d'arriver à la partie statistique de notre
thèse, où nous mettrons en parallèle la fréquence de la
dothiénentérie dans la population libre de Paris, et dans
les prisons de cette même ville, il ne nous semble pas
superflu, dans une question de cet ordre, de jeter un
coup d'œil sur les constructions de la Santé, avant de
parler de ceux qui les habitent. Nous saurons ainsi quoi
penser des conditions hygiéniques auxquelles est soumis
le détenu.

« La prison de la Santé est la prison modèle par
« excellence; bâtie tout en pierres meulières, habilement
« disposée pour le régime cellulaire et pour le régime
« auburnien, elle représente le spécimen irréprochable
« des constructions pénitentiaires, mais on peut avouer
« que sa beauté spéciale en fait un monument d'une

(1) *Annal. de l'Institut Pasteur*, déc. 1890.
(2) *Manuel pratique d'analyses bactériolog.* Paris.

« remarquable laideur. De grands murs maussades l'en-
« tourent de tous côtés, en cachent les fenêtres, et lui
« donnent, sur le boulevard Arago, l'apparence d'une
« grosse forteresse aveugle. Intérieurement, elle est très
« bien distribuée, aérée, chauffée convenablement, et
« abrite, dans une division particulière, l'Infirmerie cen-
« trale des prisons de la Seine (1). »

Ces lignes sont de M. Maxime Ducamp et donnent une
impression assez juste de la Santé, un peu trop optimiste
cependant.

Cette prison est située derrière l'Observatoire, dans un
quartier à larges voies, à population très peu dense, con-
fluant tout autour à de grands espaces non bâtis et à
d'immenses jardins publics ou privés (parc de Montsouris, jardins de l'Observatoire, etc.).

Elle couvre une superficie de 28.300 mètres carrés et,
si l'on déduit les préaux intérieurs et le chemin de ronde
on trouve pour superficie des constructions 12.000 mètres
environ.

Elle repose sur deux étages de carrière dont elle est
isolée par une plateforme en béton.

La pierre meulière a servi à l'élévation des murs exté-
rieurs ; pour les cloisons on a employé tantôt cette même
pierre, tantôt la brique de Bourgogne. Les dallages sont
en ciment ou en asphalte.

Répondant à deux catégories de détenus, la prison est
divisée en deux quartiers bien distincts, séparés et reliés
par une longue et haute galerie, chapelle, parloir ou passage, suivant les besoins. L'un des quartiers est dit *cellulaire, rayonnant* du *système de Philadelphie* ; l'autre est
appelé *quartier commun*, parce que les détenus qui l'habitent travaillent en commun, par ateliers ; mais le soir
venu, ils sont isolés par cellules de nuit du système d'*Au-
burn*.

(1) Les prisons de la Seine sous la Commune par Maxime Ducamp, *Revue des Deux Mondes* 1er août 1877.

Au quartier commun sont annexées les infirmeries.

Disons, pour n'y plus revenir, que les bâtiments du personnel administratif sont complètement séparés de la prison.

*Quartier cellulaire.* — Il est composé de quatre grandes galeries, percées, à leur extrémité périphérique, d'une baie vitrée et grillée de la largeur et de la hauteur de la galerie elle-même, et aboutissant par leur partie centrale à une vaste et haute salle circulaire. On dirait, en projection, les quatre ailes d'un moulin à vent dont la salle circulaire serait le pivot.

Ces 4 galeries comptent 500 cellules disposées en hauteur sur 3 rangs, un rez-de-chaussée, un premier et un deuxième étage.

*Cellules.* — Les 500 cellules sont toutes semblables, à l'exception de quelques-unes, de dimensions doubles, disposées pour deux personnes et affectées uniquement aux vieillards, aux épileptiques, à ceux, en un mot, dont la surveillance doit être incessante.

Chaque cellule, de forme rectangulaire, mesure 3m.00 de longueur, sur 2 mètres de largeur et 3 mètres de hauteur, ce qui nous donne une capacité de 21 m. c. 600.

Elle reçoit la lumière, le jour, d'une fenestrelle de 0 m. 60 de hauteur sur 1 m. 12 de large ; la nuit, d'un bec de gaz placé dans la paroi qui la sépare de la galerie, et séparé de l'intérieur par un verre dépoli ; les gaz de combustion s'échappent dans la galerie.

Près de la porte, dans un des angles, se trouve le siège d'aisances.

Les murs sont peints à l'huile jusqu'à une hauteur de 1 m. 49 ; le reste est blanchi à la chaux chaque année.

Le plancher est en bois de chêne, ciré chaque matin au cul de bouteille, pour le milieu, en ciment sur le pourtour.

Comme mobilier, une table chevillée au mur, un escabeau, un lit également fixé au mur et composé d'un matelas, d'un traversin, de deux couvertures de laine et d'une paire de draps, le tout changé et désinfecté à chaque libération. Les draps sont, en outre, changés une fois par mois.

Ajoutons encore que chaque cellule est soigneusement désinfectée toutes les fois qu'il s'y est manifesté une maladie reconnue contagieuse par le service médical. L'opération consiste dans le lavage du parquet, de la partie peinte des murs et du mobilier avec une solution au 1/000 de sublimé, et aussi dans la vaporisation d'acide sulfureux.

*Aération de la cellule.* — Nous avons dit que la cellule cubait 21 m. c. 600, capacité bien insuffisante, puisque les règles de l'hygiène établissent comme quantité minima le chiffre de 33 m.c., pour une pièce où l'on doit séjourner la nuit.

Pour remédier à cet inconvénient, deux systèmes :

1° La fenêtre qu'on peut ouvrir par sa partie supérieure, quand la température le permet;

2° Lorsque la fenêtre est fermée, un mode de ventilation, dont le mécanisme a été installé par l'ingénieur Grouvelle. Le courant d'arrivée d'air pur se produit par une plaque grillagée, en fonte, placée dans une paroi latérale et vers la voûte de la cellule; le courant de sortie s'effectue par le tuyau des latrines.

Veut-on s'assurer du fonctionnement de la ventilation, il suffit de placer soit un anémomètre, ou même la flamme d'une bougie à l'orifice du siège d'aisances, pour voir de suite, la porte et la fenêtre étant fermées, l'anémomètre ou la flamme s'incliner vers les parties déclives, sollicitée dans ce mouvement par le passage de l'air.

Nous ne pouvons entrer dans le détail de cet appareil de ventilation à refoulement : disons seulement qu'il a été construit pour envoyer par heure et par cellule 15 à 20 mètres cubes d'air à la température extérieure en été et en hiver, à celle de 13° à 15°. Ce système permet donc de donner, par les temps les plus rigoureux de l'hiver, une température à peu près constante aux détenus.

Nous devons ajouter cependant, pour être véridique, qu'il ne nous a pas paru toujours fonctionner dans les conditions que nous venons d'indiquer, et souvent il nous est arrivé d'entrer dans des cellules, dont l'odeur n'indiquait certainement pas une atmosphère aussi fréquemment renouvelée.

*Latrines.* — Chaque cellule du quartier cellulaire possède son siège d'aisances, relié par un tuyau de chute à une tinette appartenant au système diviseur et située dans les sous-sols. Dans son trajet, le tuyau de chute forme siphon, siphon compliqué à son intérieur d'une cloison de pression, et de plus alimenté largement en eau par deux conduites latérales. Cette disposition empêche les émanations du récepteur tinette.

Les diviseurs sont contenus dans une enveloppe ayant à sa partie inférieure une soupape pour l'échappement des liquides qui vont se déverser à l'égout.

L'enlèvement des tinettes, placées dans les sous-sols, se fait avec la plus grande facilité par des issues donnant sur les chemins de ronde.

Le système des latrines du quartier commun et des infirmeries est le même.

*Préaux du quartier cellulaire.* — Entre chacune des 4 galeries, dans l'espace triangulaire laissé libre entre elles, se trouvent aménagés des promenoirs, ou préaux du quartier cellulaire, disposés de telle sorte que le détenu continue d'y être isolé. En peu de mots, ces promenoirs consistent en travées triangulaires, à ciel ouvert sur la plus grande partie de leur étendue, limitées à leur base par une haute grille, latéralement par des murs épais, hauts de 3 mètres, qui les séparent de travées voisines et analogues.

Toutes ces travées aboutissent par leur sommet à une tourelle centrale et commune, servant de poste de surveillance.

*Quartier commun.* — Les constructions du quartier commun forment une enceinte continue comprenant 4 grands bâtiments disposés suivant les 4 côtés d'un trapèze. Les 2 montants du trapèze sont reliés par un 5e corps de bâtiment, ayant même élévation et même disposition.

Deux grands espaces sont circonscrits de cette manière ; on les a divisés en 4 cours ou préaux, tous plantés d'arbres en leur milieu, et cimentés sur leur pourtour ; ils servent de promenoir aux détenus qui habitent ce quartier.

Leur superficie totale est d'environ 3.010 mètres carrés.

La hauteur des constructions écrase les préaux, les assombrit et doit nuire à leur aération.

1° *Au rez-de-chaussée* des bâtiments sont les ateliers et les réfectoires, salles vastes et élevées, dallées en ciment, largement fenêtrées sur les préaux et les chemins de ronde.

Aucun système de ventilation ; rien que la porte et la fenêtre pour renouveler l'air.

L'hiver, elles sont chauffées à une température d'environ 13° au moyen de poêles de fonte, à combustion rapide, alimentés soit en coke, soit en charbon de terre.

Les murs sont peints jusqu'à une certaine hauteur, et blanchis à la chaux pour le reste.

A chaque atelier sont annexées des latrines, analogues à celles du cellulaire, et des urinoirs à courant d'eau constant.

2° *Au premier étage* sont disposées les galeries cellulaires qui comprennent sur une coupe verticale un double rang de cellules.

Elles sont au nombre de 500. Le jour, elles reçoivent la lumière d'une fenêtre de 0 m. 60 de hauteur, sur 1 m. 20

de largeur; la nuit, des becs de gaz de la galerie où elles s'ouvrent au moyen d'une imposte grillée et non vitrée, située au-dessus de la porte.

Les murs sont peints à l'huile jusqu'à 1 m. 40; ils sont blanchis à la chaux pour le reste.

Ces cellules sont entièrement planchéiées de chêne ciré à la bouteille. Elles ne possèdent pas de siège d'aisances, mais un vase de nuit que le détenu vide et lave chaque matin au réveil.

Le mobilier est le même qu'au cellulaire. Les dimensions un peu différentes sont de 1 m. 80 de largeur, sur 3 m. 70 de longueur et 3 m. 04 de hauteur ce qui donne un cube de 20 m. c. 210.

*Ventilation.* — Théoriquement, la ventilation de chaque cellule se fait, au travers de l'imposte grillée, par appel de la galerie à l'intérieur de la cellule, le courant de sortie s'effectuant par une plaque de fonte perforée située dans une des parois. Je dis théoriquement; il nous semble bien, en effet, que la ventilation est plus défectueuse qu'au quartier cellulaire, témoin l'odeur nauséabonde régnant chaque nuit dans les galeries, quatre à cinq heures seulement après le coucher des détenus.

N'oublions pas que le repos au lit dure en moyenne neuf à dix heures, de 7 heures du soir à 6 heures du matin; que chaque nuit, il arrive à plus d'un malheureux d'être indisposé et obligé de se servir de son vase de nuit; que ce vase, quoi qu'il arrive, ne peut être vidé si ce n'est le matin au réveil; n'oublions pas non plus que le détenu, malgré la douche d'eau chaude qu'il reçoit à son incarcération, est un être très sale de sa personne, très sale en ses vêtements, et nous pourrons alors avoir une idée de la pureté de l'air des galeries du commun pendant le service de nuit.

En somme l'imposte grillée, mettant en communication constante l'atmosphère de la cellule avec celle de la galerie, assimile tout le système à un véritable dortoir avec tous ses inconvénients.

Quant au chauffage, il s'obtient au moyen de volumineux poêles de fonte, à combustion rapide, brûlant beaucoup de coke, fonctionnant de 7 heures du soir à 1 heure du matin, mais n'arrivant jamais, dans les temps froids, à donner plus de 8° à 9°.

Autrefois, les galeries tenaient, comme les autres parties de la prison, leur chauffage de conduites de vapeur; mais par le fait de leur éloignement des machines génératrices, il se faisait dans le trajet une énorme déperdition de calorique, ce qui entraînait une dépense exagérée; on y a renoncé pour ce fait.

### INFIRMERIES DE LA SANTÉ.

Il existe à la prison de la Santé trois infirmeries distinctes : une première dite *infirmerie de la maison*, destinée aux malades de la prison même, lorsqu'il s'agit d'indispositions légères et non dangereuses ;

Une deuxième, recevant les grands malades de toutes les prisons de la Seine, et parfois même des malades venus de prisons départementales, appelée *infirmerie centrale des prisons de la Seine* ;

Une troisième enfin, connue sous le nom d'*infirmerie cellulaire* et servant à l'isolement des contagieux.

Toutes ces infirmeries sont situées au-dessus de la chapelle, dans le bâtiment qui relie les *quartiers commun et cellulaire*, au centre même de la prison.

### INFIRMERIE DE LA MAISON.

L'infirmerie de la maison occupe les combles. Elle comprend deux salles contenant un total de 40 lits, y compris ceux des infirmiers. Les deux salles sont séparées par une pièce transversale servant de lavabos, et par un court corridor de 2 mètres de longueur où s'ouvrent, d'un côté, les cabinets, de l'autre, un escalier conduisant à l'étage inférieur occupé par *l'infirmerie centrale.*

Chaque salle mesure comme capacité :

Salle n° 1, 630 mètres cubes environ.

Salle n° 2, 831 m. 500.

Prenons maintenant cinq années au hasard, et regardons le chiffre des journées de présence :

1882, 12.000 ; 1883, 14.608 ; 1884, 14.339 ; 1885, 14.119 ; 1886, 12.082, formant un total de 69.038. Soit une moyenne de 13.807 journées, ce qui nous fait une autre moyenne journalière de 37 malades environ.

Nous disposons donc, pour chaque malade, d'un peu plus de 35 mètres cubes, car aux 37 malades, il convient d'ajouter 5 infirmiers, eux aussi détenus, séjournant et couchant dans les salles ; cette valeur est loin des 67 mètres cubes par heure et par malade exigés pour arriver à la disparition des émanations plus ou moins fétides d'une salle d'hôpital (1).

*Ventilation.* — Nous avons longtemps cherché pour ces deux salles un mode de ventilation autre que celui de la fenêtre ; pas en vain, heureusement pour les malades ; car nous avons déniché sous deux lits deux petites plaques de fonte, percées de trous, et servant sans doute au refoulement de l'air ; nous ne pouvons affirmer la chose, n'ayant pu trouver, dans les archives de la Santé, un chapitre consacré à la ventilation des infirmeries.

Ce que nous pouvons dire, sans crainte d'être démenti, c'est que notre odorat a été souvent mis à forte épreuve, lorsque nous entrions le matin au lever, ou le soir à la contre-visite, dans les salles.

En revanche, le *chauffage* peut s'y effectuer dans de bonnes conditions, toutes les fois que l'entreprise, chargée d'assurer ce service, veut bien consentir à brûler la quantité de charbon nécessaire.

(1) Proust. *Traité d'hygiène,* 2° édition, Paris, 1881, p. 607.

Les deux salles, à plancher de chêne, sont tous les matins cirées et balayées.

Les murs sont peints au lait de chaux, au moins une fois l'an.

Avant de descendre d'un étage plus bas, à *l'infirmerie centrale*, parlons d'un autre inconvénient grave, qui résulte de la mauvaise disposition des cabinets d'aisances. Placés, nous l'avons vu, entre les deux salles, ils n'en sont séparés que par une simple porte vitrée et laissent d'une façon permanente échapper dans la salle des gaz, dont la fétidité s'ajoute aux émanations des malades. C'est en vain que le Dʳ Barrault a réclamé la disparition de cet état de choses. N'ayant point à en subir les inconvénients comme le médecin, l'administration jusqu'ici a fait la sourde oreille et la fera longtemps encore sans doute.

Quant aux sièges d'aisances et à leurs cuvettes, ils sont tenus dans le plus grand état de propreté et désinfectés chaque jour au sulfate de fer.

### INFIRMERIE CENTRALE.

L'infirmerie centrale est située à l'étage immédiatement inférieur. Elle est disposée comme celle de la maison, et contient 48 lits. Même système de chauffage et de ventilation ; même disposition défectueuse des latrines. Une seule différence à signaler, elle n'est pas mansardée ; son cube est donc supérieur à celui que nous avons trouvé pour les salles de l'étage supérieur, et est égal à 1.641 m. 500 :

Salle nº 1, 720 mètres.

Salle nº 2, 921 m. 500.

Le mouvement hospitalier d'entrées et de sorties étant sensiblement le même, comme l'indique le tableau ci-dessous, il en résulte une amélioration de l'atmosphère.

Journées d'infirmerie pour une année :

1885, 10.105; 1886, 11.005; 1887, 11.237; 1888, 11.161; soit comme moyenne quotidienne de malades 30. Ajoutons-y un personnel de 5 infirmiers-détenus, et nous aurons pour chaque unité, la capacité des deux salles étant de 1.041 m. 500, une somme de 40 m. 000, soit 12 mètres cubes environ de plus par unité qu'à l'infirmerie de la maison. Cette capacité, de 10 mètres cubes plus élevée que celle de l'infirmerie de la maison, est encore peu suffisante.

### INFIRMERIE CELLULAIRE.

Située à son tour au-dessous de la centrale, et reliée à elle par un escalier, cette infirmerie comprend une large galerie médiane, où viennent s'ouvrir 6 cellules doubles, à 2 lits chacune.

Chaque cellule mesure une capacité d'environ 53 mètres cubes ; elle est éclairée par une large et haute fenêtre; rien à signaler, sauf le système des latrines, aménagé là de telle sorte que la galerie en est séparée par une double porte.

Ces cellules sont rarement habitées par deux malades simultanément.

Cette infirmerie cellulaire ne peut réaliser, telle qu'elle fonctionne actuellement, l'isolement absolu ; nous en avons eu la preuve, lors de l'épidémie de variole, l'un des malades de la centrale ayant été contaminé.

### SERVICE DES EAUX.

Jusqu'en ces derniers temps, il n'existait à la Santé qu'une seule canalisation ; depuis la construction de cette prison, on n'y connaissait que *l'eau de Seine* à toutes les époques de l'année.

Cette eau venait des machines élévatrices qui se trovent en amont du pont d'Austerlitz, à l'endroit dit Port à l'Anglais.

A son arrivée, elle était reçue dans deux réservoirs séparés :

Le premier, d'une contenance de 175.000 litres, placé sous l'un des préaux des infirmeries, uniquement destiné aux appareils de vidange, aux robinets et fontaines du sous-sol, et distribuant l'eau telle quelle sans qu'aucun appareil de filtration fût disposé entre lui et les robinets d'échappement ;

Le second, mesurant 150.000 litres, occupant les combles du quartier commun et pourvoyant tous les étages de l'établissement d'une eau préalablement filtrée au moyen d'appareils construits par la maison Buron.

Pour apprécier la valeur de ces filtres, installés dès la construction de la maison, il suffit presque de connaître leur disposition. Ce sont des marmites de tôle galvanisée, d'une hauteur de 0,80 sur 1,20 environ de diamètre, munies, à leur fond, d'une tubulure pour la sortie de l'eau, à leur couvercle, d'une autre pour son arrivée. Ils comprennent à leur intérieur une seule couche de charbon, entre deux couches d'éponges, passées à l'eau bouillante comme préparation unique.

Tous les trois mois ces filtres sont renouvelés, éponges et charbon.

Comment fonctionnent-ils ? Mal, assurément !

Microbiologiquement parlant, il est certain, comme nous le verrons quelques lignes plus loin, qu'ils ne peuvent arrêter tous les germes, pathogènes ou non.

Au point de vue macroscopique seul, il nous est arrivé souvent, surtout pendant les crues de la Seine, d'avoir malgré ces filtres, une eau tellement limoneuse et jaunâtre, que nous n'osions point nous en servir pour le lavage de la figure et des mains. Nous serions même porté à dire que ces filtres sont plutôt nuisibles qu'utiles, en ce sens qu'après leur renouvellement, ils ne tardent pas à se char-

ger rapidement des grosses et abondantes impuretés de
l'eau ; puis les éponges se sursaturent, tombent en deli-
quium ; les saletés sont charriées en masse et s'ajoutent à
celles existant dans l'eau d'arrivée. Si je l'osais, je dirais
presque qu'il se passe là un fait semblable à celui de la
bouteille de Leyde.

Voici d'ailleurs un examen bactériologique des éponges
et de l'eau qui les traverse. Cet examen a été fait le
6 avril dernier, à Mazas, qui possède des appareils de filtration identiques, et nous en devons la connaissance au
D' de Beauvais, médecin de cette prison, qui a eu l'ama-
bilité de se mettre à notre disposition et que nous sommes
heureux de remercier publiquement ici.

Un gramme d'éponge des filtres, après fonctionnement
(le temps de fonctionnement n'a pu être connu) cède à un
litre d'eau stérilisée 3.000.000 de bactéries.

Après filtration, au sortir de l'appareil, l'eau accuse,
pour un centimètre cube :

| Après une incubation de cinq jours : | 7.000 bactéries. |
| — — huit jours : | 31.000 — |
| — — quinze jours : | 39.000 — |
| Soit par litre pour des temps égaux : | 7.000.000 bactéries |
| — — — | 31.000.000 — |
| — — — : | 39.000.000 — |

Nous n'exagérons donc pas en regardant ces filtres
comme de véritables accumulateurs susceptibles à un moment donné, sous diverses conditions, en particulier les
fluctuations de la pression, de jeter dans les conduites
une grande quantité des impuretés dont ils s'étaient
d'abord chargés. La preuve en est dans les analyses bac-
tériologiques d'eau de Seine à Bercy, faites par M. Miquel, analyses qui n'ont donné que 4.800.000 microbes
par litre.

On peut donc admettre la proposition suivante : si
l'eau, distribuée à la Santé, est déjà polluée à son arrivée,

les appareils de filtration en usage étant illusoires, peut-être nuisibles, cette eau pourra être regardée comme mauvaise et dangereuse. Or, quelle est-elle ? Nous l'avons dit, c'est l'eau de Seine, prise au-dessus du pont d'Austerlitz, au lieu dit Port à l'Anglais.

A cet endroit, la Seine est déjà polluée, ayant reçu dans son parcours les égouts de nombreuses agglomérations telles que Ivry, Corbeil, ayant reçu encore les souillures d'une population marinière de plus en plus élevée, venant enfin d'être grossie de son affluent la Marne, dont les eaux sont également souillées au même degré.

Nous avons dit, il n'y a qu'un instant, le chiffre énorme en microorganismes trouvé par M. Miquel. Nous savons aussi les recherches (1) de M. Thoinot, recherches plus intéressantes pour nous encore, au point où nous nous plaçons, puisqu'elles concernent le bacille typhique d'Eberth-Gaffky. A 20 mètres au-dessous des machines élévatrices de Bercy, M. Thoinot a puisé de l'eau de Seine, et dans cette eau, il a trouvé le bacille de la fièvre typhoïde.

Reconnaissons-nous maintenant, avec Flugge et Proskauer (2), qu'une eau est mauvaise et non potable lorsqu'elle contient plus de 50 à 150 microbes au centimètre cube, soit 50.000 à 150.000 par litre, nous en conclurons que la prison de la Santé reçoit pour les usages alimentaires de sa population une eau mauvaise, l'eau de Seine, prise dans Paris, cette eau que tous les hygiénistes repoussent et qu'ils accusent en particulier dans la production de la fièvre typhoïde.

Nous verrons plus loin, lorsque nous parlerons de cette maladie à la Santé, que la théorie est en défaut en ce qui concerne cette prison, et que la dothiénentérie, loin d'y être fréquente, comme on serait induit à le croire après ce chapitre, s'y montre rare au contraire.

(1) *Bulletin de l'Académie de médecine*, séance du 5 avril 1887.
(2) *Zeitsch. für hyg.*, 1887.

Nous ne pouvons terminer cette étude sur le service des eaux à la prison de la Santé, sans dire que depuis les premiers jours d'octobre de cette année (92), il existe, pour la boisson des détenus, une autre canalisation, permettant l'arrivage des eaux de la Vanne.

Cette amélioration est due aux réclamations réitérées du Dr Barrault, notre maître à la Santé, très énergiquement et très intelligemment appuyé, en cette circonstance, auprès de l'administration pénitentiaire par le directeur de la prison, M. Laguesse.

### DÉTENUS.

*Population annuelle.* — La Santé est une prison à courte peine, une prison d'attente, une prison de prévention ; d'où trois catégories de détenus : 1° ceux qui purgent une condamnation à un an et au-dessous ; 2° ceux qui, frappés d'une peine infamante (*réclusion ou travaux forcés*), ou plus longue (*détention simple à plus d'une année*), attendent leur transfert ; 3° ceux qui attendent leur jugement (*les prévenus*).

Ces trois catégories forment un total annuel moyen de près de 10.000 détenus, comme l'indique le tableau ci-dessous donnant la population annuelle des prisonniers à la Santé pendant les onze années qui s'étendent de 1881 à 1891 (1).

| Années | Détenus | Années | Détenus |
|--------|---------|--------|---------|
| 1881.... | 10.191 | 1887... | 9.643 |
| 1882.... | 10.100 | 1888.. | 9.562 |
| 1883.... | 10.576 | 1889... | 10.622 |
| 1884.... | 10.331 | 1890... | 8.387 |
| 1885.... | 11.315 | 1891... | 8.055 |
| 1886.... | 11.027 | 1892... jusq. août 5.536 |  |

(1) M. Lambert, premier gardien à la Santé, nous a beaucoup aidé à rédiger nos statistiques et nous prenons un grand plaisir à le dire et à le remercier.

*Population quotidienne.* — Elle oscille entre 900 et 1.100 prisonniers.

*Durée de séjour.* — Ce qui peut aussi nous intéresser beaucoup, c'est la durée moyenne de séjour. Nous savons, en effet, que l'incubation de la fièvre typhoïde varie dans les limites de quinze à vingt jours, et lorsque nous montrerons que cette maladie est peu fréquente à la Santé, au rebours de ce qu'on pourrait croire, nous ne pourrons établir notre affirmation que sur le chiffre de ceux dont le séjour à la prison est supérieur à trente jours.

Or, le tableau suivant, allant de 1881 à 1891, et dressé au 31 décembre de chaque année, nous donne, pour ce jour-là, le nombre de chaque catégorie de détenus :

| Années | Prévenus en appel ou pourvoi | Pour le transfert | Condamnés à 1 mois et au-dessous | Id. de 1 mois à ? | Id. de 2 à 3 mois | de 3 mois à 1 an | A plus de 1 an | Total |
|---|---|---|---|---|---|---|---|---|
| 1881..... | 28 | 48 | 319 | 154 | 171 | 373 | 13 | 1.106 |
| 1882..... | 20 | 69 | 374 | 161 | 196 | 355 | 0 | 1.175 |
| 83..... | 42 | 56 | 508 | 154 | 133 | 332 | 1 | 1.226 |
| 84 .... | 37 | 38 | 720 | 112 | 86 | 219 | 3 | 1.215 |
| 85..... | 43 | 86 | 568 | 88 | 74 | 306 | 1 | 1.166 |
| 86..... | 38 | 108 | 556 | 117 | 108 | 383 | 0 | 1.310 |
| 87..... | 46 | 101 | 563 | 91 | 126 | 331 | 0 | 1.258 |
| 88..... | 47 | 35 | 611 | 109 | 128 | 299 | 1 | 1.130 |
| 89..... | 37 | 67 | 457 | 88 | 81 | 201 | 4 | 905 |
| 90..... | 43 | 70 | 384 | 74 | 65 | 221 | 7 | 864 |
| 91..... | 37 | 100 | 403 | 126 | 69 | 255 | 2 | 992 |
| Moyenne... | 38 | 71 | 487 | 125 | 121 | 303 | 3 | 1.130 |

Nous voyons ainsi que sur une moyenne quotidienne de 1.130 détenus, 487, soit moins de la moitié, sont condamnés à une peine inférieure à un mois et, par conséquent rentrent, dans le nombre de ceux que nous éliminerons plus tard, lorsque nous établirons la fréquence de la fièvre typhoïde à la Santé, comparée à celle de la population libre de la ville de Paris.

Dans le tableau que nous venons de donner, il est un groupe de prisonniers pour lesquels il n'est point indiqué de durée de séjour : ce sont les prévenus, attendant leur

Radiguet.                                                  4

jugement; ce sont les condamnés en appel; ce sont encore les condamnés en attente de transfèrement.

A tous ces détenus, d'après un calcul portant sur 100 d'entre eux, nous pouvons fixer une moyenne de séjour correspondant à près de deux mois, ce qui fait que nous ne les avons point ajoutés au chiffre des 487 condamnés à un mois et au-dessous.

*Origine des détenus.* — Il eût été très important pour notre étude de connaître l'origine de chaque prisonnier, et de savoir, pour ceux qui viennent de la province ou de pays étrangers, la date de leur arrivée à Paris. Mais nous avons vainement fouillé les registres d'écrou; nous n'y avons point trouvé ces détails, et il nous a fallu nous contenter du dépouillement de nos observations et de l'interrogatoire des malades présents aux infirmeries.

Nous avons établi trois catégories d'individus à ce sujet :

1° Ceux qui sont originaires de Paris ;

2° Ceux d'origine provinciale ou étrangère ayant plus de deux années de séjour à Paris ;

3° Ceux d'origine provinciale ou étrangère fixés depuis moins de deux ans dans la capitale.

Cette limite de deux années, nous la donnons comme répondant aux idées de M. le professeur Jaccoud sur l'acclimatement (1) : « l'acclimatement, dit-il, présente à Paris, à l'égard de la fièvre typhoïde, des dangers exceptionnels, dont l'imminence persiste durant plusieurs mois, au-delà même d'une année ».

Or, le résultat de notre recherche nous a donné la moyenne suivante :

42 appartenaient à la 1re catégorie (nés à Paris)
54    —    à la 2e    —
4    —    à la 3e    —

_____

(1) S. Jaccoud. *Traité de pathologie interne*, 7e édition, p. 500, Paris, 1883.

Cette proportion énorme de Parisiens d'origine et d'individus qui le sont devenus du fait de leur longue habitation dans cette ville, double catégorie qu'on peut réunir sous le nom générique d'acclimatés, explique peut-être la rareté de la dothiénentérie à la Santé.

Nous aurons plus loin à revenir sur cette question de l'acclimatement qui n'est peut-être que la résultante d'une série d'atteintes successives, légères et inaperçues (1).

Quoi qu'il en soit, parmi les causes nombreuses qui peuvent influer sur la morbidité typhique, celles dont nous avons déjà parlé (bâtiments considérés dans leur rapport avec l'hygiène) et celles dont nous allons parler maintenant, il n'en est peut-être pas (service des eaux mis à part) d'aussi importante en ce qui touche l'origine hydrique de la maladie qui nous occupe.

Ceci dit, continuons notre étude du détenu.

*Age des détenus.* — Ici, nous sommes plus heureux. Nous avons pu nous procurer, aux archives de la prison, des tableaux très bien relevés et indiquant, pour 1888, 1889, 1890 et 1891, le total annuel et même mensuel des prisonniers classés suivant les différents âges.

Nous ne croyons pas inutile de reproduire ici ces quatre tableaux.

(1) Bouchard. Association pour l'avancement des sciences (session de Nancy, 1886).

## 1888

| AGE DES DÉTENUS | 16 | 17 | 18 | 19 | 20 | 21 | 22 | 23 | 24 | 25 et au-dessus |
|---|---|---|---|---|---|---|---|---|---|---|
| Janvier......... | 13 | 9 | 36 | 52 | 36 | 28 | 25 | 17 | 26 | 709 |
| Février......... | 13 | 39 | 31 | 30 | 36 | 18 | 19 | 23 | 27 | 608 |
| Mars........... | 7 | 21 | 33 | 25 | 31 | 18 | 19 | 20 | 16 | 553 |
| Avril.......... | 7 | 16 | 36 | 37 | 24 | 32 | 27 | 17 | 17 | 548 |
| Mai............ | 10 | 36 | 41 | 31 | 29 | 34 | 22 | 20 | 30 | 535 |
| Juin........... | 10 | 22 | 23 | 47 | 35 | 29 | 24 | 20 | 19 | 488 |
| Juillet........ | 11 | 35 | 62 | 43 | 30 | 32 | 27 | 37 | 48 | 457 |
| Août.......... | 30 | 46 | 41 | 58 | 47 | 62 | 48 | 18 | 14 | 406 |
| Septembre..... | 17 | 23 | 43 | 24 | 36 | 30 | 18 | 13 | 10 | 384 |
| Octobre....... | 12 | 25 | 34 | 37 | 19 | 41 | 14 | 23 | 24 | 607 |
| Novembre...... | 22 | 20 | 32 | 26 | 48 | 20 | 17 | 24 | 20 | 566 |
| Décembre...... | 28 | 31 | 46 | 29 | 35 | 21 | 17 | 28 | 21 | 593 |
| TOTAUX...... | 180 | 323 | 458 | 439 | 406 | 374 | 277 | 260 | 272 | 6.453 |

## 1889

| AGE DES DÉTENUS | 16 | 17 | 18 | 19 | 20 | 21 | 22 | 23 | 24 | 25 et au-dessus |
|---|---|---|---|---|---|---|---|---|---|---|
| Janvier ... .... | 18 | 26 | 35 | 31 | 39 | 26 | 28 | 23 | 23 | 556 |
| Février......... | 30 | 35 | 35 | 38 | 29 | 27 | 25 | 20 | 16 | 606 |
| Mars.......... | 17 | 30 | 39 | 52 | 39 | 23 | 25 | 21 | 27 | 588 |
| Avril.......... | 15 | 18 | 28 | 42 | 29 | 28 | 25 | 24 | 25 | 517 |
| Mai............ | 14 | 27 | 35 | 36 | 31 | 22 | 12 | 17 | 18 | 552 |
| Juin........... | 17 | 26 | 48 | 32 | 43 | 48 | 27 | 20 | 33 | 579 |
| Juillet........ | 30 | 46 | 50 | 52 | 48 | 52 | 19 | 31 | 25 | 623 |
| Août.......... | 17 | 49 | 47 | 38 | 36 | 34 | 21 | 25 | 15 | 690 |
| Septembre..... | 31 | 56 | 59 | 55 | 59 | 37 | 26 | 33 | 23 | 676 |
| Octobre....... | 28 | 49 | 47 | 48 | 47 | 32 | 26 | 33 | 26 | 630 |
| Novembre...... | 24 | 54 | 50 | 50 | 53 | 33 | 23 | 33 | 27 | 744 |
| Décembre...... | 11 | 37 | 29 | 28 | 26 | 19 | 13 | 12 | 14 | 433 |
| TOTAUX..... | 252 | 453 | 502 | 502 | 479 | 371 | 270 | 292 | 272 | 7.224 |

## 1800

| AGE | 16 | 17 | 18 | 19 | 20 | 21 | 22 | 23 | 24 | 25 et au-dessus |
|---|---|---|---|---|---|---|---|---|---|---|
| Janvier | 19 | 55 | 24 | 27 | 36 | 19 | 12 | 17 | 17 | 489 |
| Février | 16 | 53 | 40 | 46 | 48 | 21 | 18 | 21 | 22 | 669 |
| Mars | 15 | 49 | 35 | 42 | 45 | 30 | 27 | 28 | 23 | 660 |
| Avril | 12 | 30 | 33 | 19 | 40 | 23 | 23 | 18 | 21 | 518 |
| Mai | 9 | 22 | 29 | 20 | 36 | 18 | 14 | 11 | 18 | 463 |
| Juin | 8 | 19 | 27 | 15 | 29 | 16 | 20 | 12 | 15 | 438 |
| Juillet | 8 | 17 | 19 | 19 | 20 | 19 | 11 | 17 | 12 | 467 |
| Août | 8 | 17 | 25 | 24 | 40 | 21 | 18 | 15 | 16 | 436 |
| Septembre | 15 | 33 | 54 | 41 | 27 | 17 | 16 | 16 | 17 | 470 |
| Octobre | 2 | 30 | 17 | 20 | 36 | 22 | 12 | 11 | 21 | 433 |
| Novembre | 8 | 27 | 44 | 31 | 23 | 23 | 10 | 12 | 20 | 350 |
| Décembre | 10 | 32 | 35 | 33 | 26 | 17 | 21 | 18 | 11 | 493 |
| TOTAUX | 130 | 384 | 382 | 343 | 406 | 245 | 202 | 196 | 213 | 5.886 |

## 1801

| AGE | 16 | 17 | 18 | 19 | 20 | 21 | 22 | 23 | 24 | 25 et au-dessus |
|---|---|---|---|---|---|---|---|---|---|---|
| Janvier | 7 | 34 | 44 | 21 | 30 | 19 | 11 | 18 | 17 | 492 |
| Février | 8 | 26 | 35 | 22 | 21 | 12 | 14 | 8 | 17 | 478 |
| Mars | 14 | 22 | 37 | 41 | 44 | 28 | 14 | 23 | 17 | 563 |
| Avril | 3 | 32 | 31 | 28 | 20 | 19 | 17 | 19 | | 433 |
| Mai | 15 | 23 | 23 | 27 | 25 | 28 | 17 | 19 | 20 | 477 |
| Juin | 12 | 21 | 25 | 28 | 32 | 17 | 15 | 20 | 16 | 447 |
| Juillet | 10 | 21 | 34 | 20 | 23 | 15 | 13 | 8 | 19 | 406 |
| Août | 6 | 19 | 31 | 32 | 26 | 27 | 26 | 21 | 18 | 457 |
| Septembre | 0 | 23 | 26 | 18 | 27 | 10 | 11 | 14 | 12 | 367 |
| Octobre | 9 | 21 | 29 | 33 | 30 | 23 | 17 | 18 | 16 | 508 |
| Novembre | 13 | 20 | 38 | 39 | 34 | 27 | 13 | 21 | 19 | 546 |
| Décembre | 14 | 23 | 50 | 31 | 14 | 14 | 15 | 16 | 22 | 523 |
| TOTAUX | 120 | 285 | 403 | 349 | 336 | 240 | 185 | 205 | 212 | 5.697 |

Totalisons maintenant tous ces groupes de 15 à 25 ans, et nous aurons :

Pour 1888.... 2.989 adultes de 15 à 25 ans sur 9.442 détenus
— 1889.... 3.393 — — — 10.637 —
— 1890.... 2.501 — — — 8.387 —
— 1891.... 2.335 — — — 8.032 —

Soit presque le 1/3 d'adultes au-dessous de la vingt-cin-
quième année.

Est-il besoin de rappeler que cette époque de la vie est
celle qui fournit le plus fort contingent à la fièvre typhoïde, de l'avis de tous ceux qui ont étudié cette maladie ? La banalité de ce fait nous dispense de citer toute
autorité et tout nom.

*Travail.* — Pour tous les prisonniers de la Santé, le travail est la loi absolue, inéluctable.

Exception est faite cependant en faveur de ceux qui
jouissent encore de la qualité de prévenus.

Un minimum de travail est imposé à chaque unité ;
mais, disons-le de suite, ce minimum n'a rien d'exagéré,
et le surmenage physique n'est point à redouter. Aucune
des industries, d'ailleurs, n'exige un grand déploiement
de force musculaire.

Ainsi organisé, le travail est un bienfait pour l'homme
puni ; il l'empêche de se replier sur lui-même et de sen-
tir ainsi trop lourdement l'isolement cellulaire et la pri-
vation de la liberté ; de plus, au point de vue physique
seul, il assure au prisonnier, manquant d'espace, privé de
la marche, une certaine somme de mouvements qui ne
peuvent qu'aider au bon fonctionnement des grands appareils de l'économie.

La durée du travail est de dix heures par jour. Elle est
interrompue par deux repas d'une demi-heure chacun, et
par deux promenades qui succèdent aux repas et qui
sont, comme eux, également d'une demi-heure.

Je me résume et je dis d'une manière absolue : le travail
augmente la résistance vitale du détenu, en ce qu'il amé-
liore son moral et son organisme.

Mais du principe à la réalité, il y a loin, nous le voyons
souvent ! Combien différentes ces deux choses : théorie et
pratique !! Reste donc à savoir si la nature du travail ne
va pas à l'encontre du but proposé; autrement dit, les in-

dustries tolérées à la Santé ne sont-elles pas de nature
à amoindrir l'hygiène du prisonnier ?

Nous avons recherché qu'elles étaient les industries en
cours actuellement, et même toutes celles qui, depuis deux
ans, ont été inscrites au cahier des charges.

Bon nombre d'entre elles nous ont paru mauvaises pour
les voies respiratoires, en raison de la poussière qu'elles
dégagent ; nous ne retiendrons cependant que les trois
suivantes, que nous considérons comme particulièrement
malsaines et dangereuses.

La première, appelée industrie des peaux de lapin, consiste dans le raclage au couteau des poils des peaux de
lapin, trouvées un peu partout, pleines de saletés et d'odeur
désagréable. 50 détenus y travaillent. Ajoutons que cette
industrie s'exerce dans des locaux mal aérés, sorte de
sous-sols, ne recevant l'air et le jour que par des sou-
piraux.

La deuxième, industrie des corsets, occupe un nombre
à peu près égal de prisonniers. Il s'agit de vieux corsets,
puants, sales, ayant passé le plus souvent par la hotte
des chiffonniers, dont il faut retirer soit les baleines, soit
les lames d'acier.

Ces deux ateliers fournissent, à l'exclusion de tous les
autres, un nombre considérable de synovites crépitantes.

La troisième industrie, celle des boas en plume, a donné
lieu, au mois de juillet dernier, à une petite épidémie de
variole, et c'est à ce seul titre que nous en parlons.

Sur 0 varioleux, soignés à notre infirmerie centrale
cellulaire, 1 seul ne comptait pas au travail des boas :
c'était un prévenu, depuis longtemps à l'Infirmerie centrale pour une plaie transversale de la région hyoïdienne
par rasoir. Tous les autres étaient inscrits à cette industrie ; tous ils venaient de la maison, sauf un envoyé de
Sainte-Pélagie ; et l'enquête à laquelle nous nous sommes
livré à l'occasion de ce dernier, nous a démontré qu'il ne

faisait pas exception à la règle; il confectionnait aussi des boas en plumes à Sainte-Pélagie.

Tous nos varioleux avaient été vaccinés dans leur enfance, et plusieurs revaccinés récemment. Nous n'avons eu aucun décès à constater.

Bien que cette petite épidémie ne nous soit pas inutile en ce qu'elle nous renseigne sur la plus ou moins grande vulnérabilité du détenu à l'égard des maladies infectieuses, nous ne nous y appesantirons pas davantage.

Nous revenons maintenant aux seules conditions qui intéressent l'hygiène générale de la Santé.

*Milieu social.* — Ici encore, nous ne pouvons donner aucune statistique certaine; nous devons nous borner à une appréciation approximative, résultat de notre long séjour parmi les condamnés.

Nous ferions volontiers, à ce point de vue, deux grandes parts de la population de la Santé, suivant que cette population appartient au quartier commun ou au quartier cellulaire.

Nous savons déjà que ce dernier est affecté aux prévenus, aux condamnés aux travaux forcés et aux individus subissant une première condamnation inférieure à une année. Nul doute pour nous, et c'est un fait que nous ne sommes pas seul à connaître et qui saute rapidement aux yeux de ceux qui sont placés pour l'observer, que cette population est bien supérieure, comme instruction et éducation, à celle du quartier commun composée de récidivistes, de vagabonds, de mendiants, écume du Paris nocturne, gens âgés pour la plupart, sans domicile, couchant l'été sous les ponts, sur les bancs, dans les jardins publics, et l'hiver retrouvant, sinon avec bonheur, du moins avec philosophie, la prison qui les abrite du froid et de la faim.

Chiffrons-nous maintenant ces deux populations; nous voyons qu'elles sont à peu près égales en nombre

*État moral.* — Ce que nous venons de dire nous renseigne déjà sur l'état moral des prisonniers. Telle que
nous venons de l'envisager, la clientèle du commun doit
nous apparaître sous un jour favorable, en ce qui concerne
ses dispositions d'esprit.

Au quartier cellulaire, prévenus mis à part, le moral
est également peu entamé. La prison préventive, faite
avant la condamnation, a accoutumé l'homme à l'isolement de la cellule ; il a, pendant le temps de son instruction, subi la grande crise d'abattement et de chagrin qui
atteint tous les prévenus, à la pensée de leur vie perdue,
du sombrement de leur honnêteté et du châtiment qui
va suivre. Condamné, il n'est plus dans l'incertain ; il
arrive le plus souvent résigné, mais les yeux déjà fixés
sur l'heure de la libération.

Donc l'état moral à la Santé est meilleur que dans
beaucoup d'autres prisons, en particulier les prisons de
prévention et à longue peine, et pour preuve le suicide
y est rare. La mort par suicide dans les maisons de détention, voilà le vrai baromètre de l'état d'âme du détenu,
de sa résignation.

Eh bien ! prenons les statistiques de Mazas et de la
Santé ; en quarante années, à Mazas, le D' de Beauvais,
médecin de cette prison, de qui nous tenons notre statistique, a compté 113 suicides, soit près de trois par an
(2.825 en chiffres exacts.)

Pour la Santé, nous n'avons pu nous procurer la mortalité par suicide que de 1881 à 1891 ; pour cette période
de onze années, elle est de 4, soit 0,363 par année, et nous
nous rappelons [que le mouvement de la population
atteint le chiffre annuel de 10.000, supérieur à celui de
Mazas de 3 à 4.000.

Nous concluons donc en donnant à notre détenu une
quiétude morale, relative assurément, mais meilleure
qu'on ne pourrait le supposer de prime abord.

*Alimentation.* — L'alimentation n'est pas la même dans les deux quartiers.

Au *Commun* l'ordinaire comprend par jour :

Pain 750 gr.

Le matin 1/2 litre de bouillon maigre. ) haricots, pommes de terre,
lentilles, riz, pois cassés,
Le soir 0,30 centilitres de légumes ) etc.

Une fois par semaine, le dimanche, il est ajouté à ce régime 80 à 100 grammes de bœuf bouilli.

Au *Cellulaire,* l'ordinaire ne diffère que par l'addition, le jeudi, d'une ration de viande, également de 80 à 100 grammes environ.

Quant à la boisson, nous ne répéterons jamais assez que c'est l'eau de Seine, *quantum volueris,* filtrée uniquement par les appareils sus-mentionnés.

Il est cependant permis un peu de vin chaque jour, mais en quantité insuffisante.

Tout compte fait, nous croyons que c'est là le minimum d'alimentation compatible avec l'existence. Reportons-nous, en effet, aux expériences faites en vue de déterminer le chiffre quotidien de nourriture pour un homme qui ne travaille pas. D'après Bischoff, Voit et Ranke, un adulte bien développé et bien conformé perd en vingt-quatre heures (1) :

Azote ... . 20 gr.
Carbone. .. 300 à 310 gr.
Sels........ 30 gr.
Eau........ 3 litres.

Il faut donc que l'alimentation apporte ce minimum de substances indispensables et, pour cela, elle doit comprendre au moins :

Matières protéiques ... 124 gr.
Hydrocarbures ..... .. 430 gr.
Graisses............... 55 gr.

(1) Hayem. *Leçons de thérapeutique.* Les médications, 2ᵉ série, page 184.

Nous allons étudier la ration du détenu et la rapporter à ces chiffres.

Commençons par les albuminoïdes.

Les 750 grammes de pain du prisonnier représentent déjà 101 grammes d'albuminoïdes, chaque jour; il nous reste donc 23 grammes à trouver dans les autres parties de son alimentation.

Ces 23 grammes, nous les avons largement quand la pitance du soir est constituée soit par des lentilles, soit par des pois ou haricots; mais nous sommes en déficit quand il s'agit des pommes de terre et du riz, témoins les calculs suivants : nous avons d'abord réduit nos 0 lit. 30 en grammes.

| | | |
|---|---|---|
| 0,30 centilitres de lentilles............ | 240 gr. |
| id. — — riz.................. | 261 gr. |
| id. — — pommes de terre.... | 216 gr. |
| id. — — haricots, — pois..... | 237 gr. |

Puis nous nous sommes adressé au tableau suivant qui nous donne, pour 1.000 grammes, la teneur en albuminoïdes de :

| | |
|---|---|
| (1) Pain................ | 135,37. |
| Lentilles............. | 265, |
| Pois................. | 225, |
| Riz.................. | 50,69. |
| Pommes de terre.... | 13,23. |

Ayant ces données, il nous suffit d'un simple calcul proportionnel pour avoir les résultats suivants :

0,30 centil. ou 240 gr. de lentilles représentent 63 gr. 6 d'albuminoïdes.
id.     261 —     riz         —     13 gr.23     —
id.     216 — pommes de terre —      2 gr.85     —
id.     237 —   haricots      —     53 gr.32     —

Autrement avec la ration de riz, il manque 9 gr. 77 d'albuminoïdes indispensables, et avec la ration de pommes de terre 20 gr. 15.

(1) Ce tableau est emprunté au traité de physiologie de Viault et Jolyet, ainsi que les suivants.

Ce déficit est heureusement comblé les jours suivants par un excédent de 40 gr. 6 avec l'ordinaire *lentilles*, et de 30,32 avec l'ordinaire *haricots*.

Passons maintenant aux aliments hydrocarbonés.

Voici leur teneur pour 1,000.

| | |
|---|---|
| (1) Pommes de terre...., | 173,30 |
| Pain de froment....., | 470,03 |
| Haricots ............, | 500,28 |
| Riz ................, | 834,53 |

Le même calcul que celui que nous venons de faire nous donne :

| | | | | |
|---|---|---|---|---|
| 0,30 centilitres ou 261 gr. de riz | | représentent | 217,813 |
| id. | 216 gr. de pommes de terre | id. | 37,432 |
| id. | 237 gr. de haricots | id. | 118,566 |
| id. | 750 gr. de pain | id. | 352,537 |

Or, nos 750 grammes de pain, représentant 852 grammes d'hydrocarbones, pour aller à 430 grammes, valeur nécessaire, il faut 68 grammes ; en jetant un rapide coup d'œil sur ce dernier tableau, il est facile de voir que cette somme est largement dépassée, sauf avec la ration de pommes de terre, une nouvelle fois ici en déficit de 30 gr. 50.

Reste l'élément graisse à discuter.

La soupe quotidienne du matin est calculée pour contenir 13 grammes (2) de graisse par 1/2 litre de bouillon. Ajoutons à ces 13 grammes les 15 gr. 817 donnés par les 750 grammes de pain, et il nous reste à trouver la différence de 24 gr. 817 à 55 grammes, soit 26 gr. 183.

La teneur en graisse pour 1.000 des légumes donnés au détenu est la suivante :

| | |
|---|---|
| Pommes de terre....., | 1,56 |
| Riz ......... ........ | 7,55 |
| Pain...;.............. | 21,09 |
| Lentilles............. | 24,00 |
| Haricots............., | 19,60 |

(1) Viault et Jolyet (*loco citato.*)

(2) Ces 13 grammes représentent la graisse du bouillon et de la pitance du soir (assaisonnement des légumes).

ce qui nous permet de poser :

| | | | | |
|---|---|---|---|---|
| 0,30 centil. ou 210 gr. de lentilles | | représentent | 5,76 de graisse | |
| id. | 261 gr. de riz | id. | 1,96 | id. |
| id. | 216 gr. de pommes de terre | id. | 0,3369 | id. |
| id. | 237 gr. de haricots | id. | 4,645 | id. |

Ce dernier tableau nous montre qu'avec son régime le détenu n'arrive jamais au chiffre rationnel de graisse. Avec l'ordinaire lentilles, il manque 20 gr. 423 ; avec le riz 24 gr. 223 ; avec les pommes de terre, 25 gr. 847 ; avec le régime haricots, 21 gr. 538.

Synthétisons maintenant ces données, et comparons l'ordinaire du détenu à la ration dite d'entretien, et composée de la manière qui suit (1) :

| Aliments | Poids | | Azote | Carbone |
|---|---|---|---|---|
| Viande................... | 300 gr. | équivalant à | 10 gr. | 44 gr. |
| Pain................... | 600 gr. | — | 6,48 | 177,50 |
| Beurre et graisse.......... | 60 gr. | — | 0,35 | 50,08 |
| Haricots................. | 50 gr. | — | 2 | 21,50 |
| Total..................... | | | 18,83 | 293,08 |

Notre détenu n'a pas de viande ; mais il a 150 grammes de pain, et 187 grammes de haricots en plus,

Soit comme azote.... $9,48 + 8,1 = 17,58$

Soit comme carbone.. $221,87 + 101,91 = 323,78$

C'est-à-dire qu'il perd sur les chiffres précédents 1 gr. 25 d'azote, et qu'il gagne 30 gr. 70 de carbone.

Nous sommes bien au-dessous de la ration d'entretien indiquée par M. le professeur Hayem (2) comme devant être de 1.500 grammes à 1.600 grammes d'aliments solides, surtout si nous croyons MM. Viault et Jolyet qui prétendent que l'azote peut descendre jusqu'à 12 gr. 6 et le carbone à 265 grammes.

(1) Viault et Jolyet (loco citato).
(2) Hayem. *Leçons de thérapeutique*. Les médications, 2e série, page 184.

Mais nous ne sommes occupé jusqu'ici que de la ration d'entretien et notre détenu travaille.

Envisagé sous ce nouvel aspect, le régime de la Santé est certainement inférieur à ce qu'il devrait être, et comme preuve, nous donnons les chiffres ci-dessous, comme ration nécessaire au travailleur (Gauthier).

Pain.. ................ 1,100 gr.   représentant   { Azote.. 28,74
Viande................ 414 gr.                    {
Graisse................ 93 gr.                     { Carb.. 450 gr.

Nous nous croyons donc autorisé à regarder l'alimenta-tion du détenu comme insuffisante en tant que ration de travail ; insuffisante aussi par conséquent à le défendre contre les maladies infectieuses, le rôle de l'inanition dans les invasions microbiennes n'étant plus à démontrer depuis les recherches de M. Bouchard (1) en France, de Canalis et Morpurgo en Allemagne (2).

Les détenus peuvent-ils au moins acheter des vivres de cantine en quantité nécessaire pour parfaire leur alimenta-tion réduite ? Oui, ils le peuvent, jusqu'à concurrence de 0 fr. 80 à 1 franc pour le commun, et 1 fr. 25 à 1 fr. 50 pour le cellulaire ; mais combien aussi entrent à la Santé, bourse vide, et n'ont alors à disposer que d'un chiffre insignifiant, soit 0 fr. 10 à 0 fr. 20. représentant le gain disponible d'une journée de travail ! !

Et maintenant que nous avons successivement passé en revue l'habitat du détenu, avec ses inconvénients plus ou moins palliés, le détenu lui-même et ses occupations journalières, son état moral, son régime alimentaire, son âge, toutes choses qui peuvent avoir une certaine in-fluence sur la morbidité générale, nous allons voir ce qu'il est dans sa lutte contre la maladie ; nous aurons

(1) M. le prof. Bouchard a vu fléchir l'immunité artificielle de lapins mis à jeûner. *Traité de pathol. interne de Charcot et Bouchard*, vol. I, page 58.

(2) *Fortschr. der med.*, 15 septembre et 1er octobre 1890.

ainsi son état de plus ou moins grande réceptivité morbide.

*État sanitaire.* — Il existe chaque jour à la Santé une double consultation médicale, s'adressant aux deux quartiers et alimentant en grande partie l'infirmerie de la maison.

On peut donc dire que le nombre des malades à ces consultations donne l'état sanitaire de l'établissement.

Sans doute il faut bien compter un peu avec le facteur *simulation*, et sous ce rapport les prisons ne sont pas inférieures aux casernes, malgré la discipline plus sévère, plus implacable qui régit le détenu. Est-il besoin de dire en effet qu'une punition grave atteint l'homme non reconnu malade par le médecin ; mais est-il besoin d'ajouter aussi qu'à cause de cela même le diagnostic simulation est porté moins souvent qu'il ne faudrait, les deux considérations suivantes retenant le médecin, savoir la pitié et la crainte de se tromper. Il existe donc des simulateurs.

Etablir le pourcentage de la simulation par rapport aux maladies réelles nous est impossible, car il ne nous est jamais venu à l'idée de faire pareille statistique ; nous ne croyons pas être bien loin de la vérité en admettant la proportion 1/5.

Or, pour le commun, il existe une moyenne annuelle de 4.500 consultations, et pour le cellulaire de 2.500 seulement ; ce qui nous fait journellement environ 12 consultations pour le premier quartier et 7 pour le deuxième. Retranchons notre fraction 1/5 comme simulation, il nous reste pour toute la maison 5.600 malades venant aux visites quotidiennes, ou un peu plus de quinze par jour. La population journalière étant de 1.000, nous avons comme équation de morbidité quotidienne la fraction 15/1.000, ce qui nous permet de regarder comme bon l'état sanitaire de l'établissement.

*Maladies les plus fréquentes.* — Quelles sont les maladies les plus fréquentes parmi celles qui frappent le détenu ? La plus banale, sans contredit, c'est la tuberculose sous toutes ses formes et particulièrement la tuberculose pulmonaire. Il ne faut pas un bien grand effort d'imagination pour en trouver les causes ; c'est, d'une part, l'agglomération et l'air confiné, la nourriture mauvaise et insuffisante, le manque d'exercice au grand air ; c'est, d'autre part, la dégénérescence physique du détenu lui-même porteur de tares héréditaires ou acquises, multiples, telles que l'alcoolisme et la syphilis.

Après les différentes manifestations de la tuberculose vient en seconde ligne, la syphilis, et si, à cette maladie nous ajoutions les orchites, les blennorrhagies, les bubons, etc., sous la rubrique affections vénériennes diverses, nulle doute que la tuberculose serait du même coup reléguée au deuxième plan.

Les maladies de l'appareil digestif, embarras gastrique, gastrites et entérites, diarrhée simple, sont extrêmement fréquentes. Cela doit tenir évidemment à l'eau de boisson, mais aussi, à n'en pas douter, à l'alimentation grossière.

Comme maladies infectieuses, l'érysipèle règne en permanence, malgré tous les efforts faits pour amener sa disparition ; nous comptons une moyenne de 15 cas par année environ. La variole est très rare, en dehors de la petite épidémie de cette année.

Nous citerons comme appartenant aux affections du système nerveux, assez communes, le délire alcoolique, l'aliénation mentale, la paralysie générale surtout, et les deux grandes névroses, l'hystérie et l'épilepsie. Ces deux affections sont essentiellement fréquentes dans la population des prisonniers, le mal comitial principalement. Et pour l'hystérie, nous pouvons affirmer que jamais dans les services généraux de médecine des hôpitaux de Paris, nous ne l'avons rencontrée à un égal degré.

À cette pathologie générale du détenu, nous avons à

ajouter, comme spéciales à la saison froide, les bronchites et les angines bénignes. Parmi les autres affections de l'appareil respiratoire, mentionnons la pleurésie, parfois se voyant, mais à de longs intervalles ; et quant à la pneumonie, elle ne nous intéresse que par son effrayante gravité ; ceci nous conduit à parler de la mortalité à la prison de la Santé.

*Mortalité à la Santé.* — Nous n'y insisterons pas. Nous nous contenterons de dire que toutes les affections aiguës en général prennent à la Santé une allure rapide et marchent trop souvent à un dénouement fatal. Tous les jours nous voyons la vivante confirmation de cette règle en ce qui concerne la tuberculose pulmonaire. A l'appui de cette affirmation, nous pouvons également citer les recherches de M. Varlot, alors qu'il était médecin de l'Infirmerie centrale, au sujet de la mortalité de la pneumonie dans les prisons (1).

Sans nous appesantir sur ce chapitre, nous croyons que nous n'avons pas fait œuvre inutile en l'écrivant. Il nous indique le peu de résistance qu'offre l'organisme du détenu devant certaines infections, et nous ne serons pas surpris dans un instant de voir très élevée également la mortalité typhique.

Fréquence de la fièvre typhoïde a la Santé et a Paris.

*Fréquence à la Santé.* — La fièvre typhoïde est une des affections les plus rares à la prison de la Santé, et cette rareté nous a étonné et nous étonne toujours, étant donnée l'importance que certains médecins attribuent

(1) M. Varlot a recherché, pendant qu'il était médecin de l'Infirmerie centrale, le pourcentage de la mortalité par pneumonie, et il est arrivé à des chiffres bien supérieurs à ceux de la population civile. On peut dire que, chez les prisonniers, la mort dans la pneumonie est la règle, et la guérison l'exception. (Communication orale.)

Radiguet.                                                5

aux eaux de Seine dans la propagation de cette maladie à Paris.

Au début de notre internat, notre étonnement s'était accru encore, de par le fait d'une erreur de diagnostic; nous avions un jour cru à une dothiénentérie.

Il s'agissait d'un malade venu de Sainte-Pélagie dans un état de stupeur presque absolue, ayant beaucoup de peine à répondre à nos questions, porteur de taches rosées abondantes, présentant une diarrhée intense, fétide et de couleur ocre, une langue sèche, rôtie même ; une température en plateau de 40°, mais sans ballonnement du ventre. La poitrine était remplie de râles sibilants, sans prédominance au sommet; nous savions aussi que Sainte-Pélagie était pourvue de la seule eau de Seine, et notre court séjour à la Santé ne nous avait pas encore démontré la fréquence énorme de la tuberculose dans les prisons, et sa marche rapide. Pas un instant nous ne crûmes à une affection bacillaire autre que la dothiénentérie, et l'autopsie nous révéla qu'il s'agissait de granulie.

Les statistiques dont nous allons nous servir remontent à l'origine de la maison, en 1867 ; mais auparavant ouvrons une courte parenthèse sur la façon dont est organisé le service médical des prisons de la Seine.

Dans chaque établissement existe une infirmerie pour les maladies légères. Dès que se dessine une maladie grave, de suite on l'envoie à l'infirmerie centrale dont nous avons parlé et qui est desservie par un médecin et deux internes.

Les statistiques ont été établies par les internes d'après le diagnostic porté par le médecin, qui s'appelait tantôt M. Legroux, tantôt M. Josias, tantôt M. Hanot, tantôt M. Variot, (et nous en oublions peut-être), aujourd'hui M. Barrault.

D'ailleurs, si le diagnostic de la fièvre typhoïde est souvent difficile au début, parfois durant toute la maladie, comme dans le fait que nous venons de raconter plus haut, il n'en est pas moins vrai que généralement la maladie s'affirme à un certain moment avec certitude pour celui qui en suit l'évolution.

*Morbidité typhique.* — Or, de 1867 à 1892 (jusqu'au mois d'octobre), nous avons relevé 82 fièvres typhoïdes qui se répartissent de la façon suivante :

| Années | Morbidité typhique | Mortalité typhique |
|---|---|---|
| 1867........ | 0 | 0 |
| 1868........ | 1 | 0 |
| 1869........ | 3 | 1 |
| 1870........ | 0 | 0 |
| 1871........ | 0 | 0 |
| 1872........ | 1 | 1 |
| 1873........ | 1 | 1 |
| 1874........ | 2 | 1 |
| 1875........ | 3 | 2 |
| 1876........ | 1 | 0 |
| 1877........ | 3 | 3 |
| 1878........ | 2 | 1 |
| 1879........ | 1 | 0 |
| 1880........ | 0 | 0 |
| 1881........ | 2 | 1 |
| 1882........ | 4 | 2 |
| 1883........ | 7 | 2 |
| 1884........ | 3 | 0 |
| 1885........ | 2 | 0 |
| 1886........ | 3 | 0 |
| 1887........ | 3 | 1 |
| 1888........ | 1 | 1 |
| 1889........ | 3 | 0 |
| 1890........ | 3 | 0 |
| 1891........ | 5 | 1 |
| 1892........ | 12 | 3 |

83 cas en vingt-six années nous donnent une moyenne annuelle de 3 cas environ.

Mais de ce tableau nous pouvons tirer d'autres déductions :

1° Nous voyons que trois années surtout se distinguent par un chiffre plus élevé, les années 1880, 1883, 1892, et nous pouvons nous demander si cette élévation s'est produite également dans la population libre. Eh bien, oui, ces années ont été également néfastes pour la population libre. En 1877, 78, 79, la mortalité par fièvre typhoïde avait diminué, pour s'élever rapidement, et d'une façon exagérée, en 1880, 81, 82, 83, ce que nous montre ce tableau.

| Années | Décès | Années | Décès |
|---|---|---|---|
| 1867......... | 925 | 1881......... | 2.121 |
| 1868......... | 988 | 1882......... | 3.332 |
| 1869......... | 1.080 | 1883......... | 2.046 |
| 1872......... | 1.007 | 1885......... | 1.412 |
| 1873......... | 1.021 | 1886......... | 1.035 |
| 1874......... | 823 | 1887......... | 1.496 |
| 1875......... | 1.018 | 1888......... | 847 |
| 1876......... | 2.032 | 1889......... | 1.114 |
| 1877......... | 1.201 | 1890......... | 723 |
| 1878......... | 857 | 1891......... | 519 |
| 1879......... | 1.121 | 1892(1ᵉʳ sem.+ | 387 |
| 1880......... | 2.120 | 4 mois). | |

2° Nous voyons que la fièvre typhoïde à la Santé subit une marche progressive depuis 1867.

Divisons-nous, en effet, nos vingt-six années en deux moitiés, l'une allant de 1867 à 1879 inclus; l'autre de 1879 à 1892 inclus, nous avons une moyenne annuelle bien fortement différente et plus élevée pour les années rapprochées de nous, la première catégorie répondant à 1 cas, 461, la deuxième à 4 cas, 923.

Cette proportion concorde absolument avec l'augmentation, signalée par le Dʳ Piétra Santa (1), de la mortalité typhique vis-à-vis de la mortalité générale de la ville de Paris.

Ainsi de 1865 à 1867, la dothiénentérie comptait 1,00 0/0 décès de toute nature. En 1875, elle atteignait 2,30 0/0; en 1876, 1,08 0/0; en 1880, 4,00 0/0.

(1) Dʳ Piétra Santa, *Acad. de méd.*, 5 sept., 1882.

Il nous est possible de faire un calcul analogue à celui du Dr Piétra Santa pour les années comprises entre 1881 et 1891, mais en ce qui concerne la morbidité typhique vis-à-vis de la morbidité générale. Nous dirons un peu plus loin pourquoi nous laissons de côté en ce moment la mortalité typhique.

*Tableau indiquant le pourcentage de la morbidité typhique vis-à-vis de la morbidité générale pour la prison de la Santé, et allant de 1881 à 1892.*

| Années | Morbidité générale | Morbidité typhique | Pourcentage |
|---|---|---|---|
| 1881............... | 689 | 2 | 0,0/0 |
| 1882............... | 643 | 4 | 0,620 » |
| 1883............... | 753 | 7 | 0,020 » |
| 1884............... | 652 | 2 | 0,306 » |
| 1885......... ... | 768 | 2 | 0,260 » |
| 1886., ........... | 753 | 3 | 0,398 » |
| 1887............. | 768 | 3 | 0,390 » |
| 1888............. | 2,018? | 4 | 0,198 ? » |
| 1889......, ..... | 669 | 3 | 0,448 » |
| 1890............. | 651 | 3 | 0,460 » |
| 1891............. | 691 | 5 | 0,723 » |
| 1892 (1er semestre) | 448 | 9 (1er semestre) | 2,004 » |

Nous avons fait ce calcul et reproduit les chiffres du Dr Piétra Santa, nous souvenant de l'opinion émise par M. Chantemesse à la suite d'autres statistiques et tendant à démontrer qu'autrefois la mortalité typhique était aussi élevée qu'aujourd'hui pour une population moins nombreuse (1).

Il est impossible d'accorder dans notre pourcentage une grande valeur à l'année 1892, les chiffres portant sur un semestre seulement.

*Épidémie de 1892.* — Nous ne pouvons quitter les statistiques de la fièvre typhoïde à la Santé depuis vingt-cinq

(1) *Acad. de méd.* Séance du 29 mars 1887.

ans, sans parler de l'année 1892. Bien qu'elle ne soit pas écoulée, elle nous présente cependant un double intérêt : d'abord son chiffre de fièvre typhoïde est plus élevé même que celui de l'année 1880, la plus chargée auparavant ; en second lieu, nous en pouvons parler d'une façon positive, comme d'un fait dont nous avons été témoin ; enfin les 12 cas se sont produits brusquement, d'une seule poussée, 11 dans l'espace d'un mois, le 12e un mois plus tard ; le 1er cas a débuté le 7 juin ; le dernier a eu lieu le 3 août ; du 7 juin au 28 juin, 8 sont entrés à l'Infirmerie. Sur les 12, 2 seulement ont plus de 30 ans ; 7 étaient placés au quartier commun, 4 au quartier cellulaire, 1 à l'Infirmerie centrale ; ce dernier était un infirmier.

Quelle peut donc bien être la cause de cette épidémie ?

Nous avons à ce moment visité les locaux d'où venaient les typhiques ; nous nous sommes enquis surtout de l'état des cabinets, des urinoirs ; nous n'y avons rien vu d'anormal ; ils étaient tenus dans le plus grand état de propreté. Aucune bouche d'égout ne s'ouvre à l'intérieur de la prison. Les sous-sols du commun présentent bien dans chacun des quatre préaux un orifice d'aération formé par une plaque de fonte fenêtrée ; mais les sous-sols eux-mêmes ne portaient aucun foyer d'infection, nous l'avons vu par nous-même ; le travail de la vidange, surveillé par un inspecteur de la Compagnie chaque semaine, se fait toujours très régulièrement.

La maladie avait-elle été importée du dehors ? Pas le moins du monde ; le premier atteint, entré à l'Infirmerie le 7 juin, était dans la maison depuis le 8 février 1892.

Reste donc la question de la propagation par l'eau à discuter ; nous y reviendrons ; mais sachons, dès à présent, que, dès le 9 juillet, sur les instances du Dr Barrault, M. Laguesse arrivait enfin à obtenir de l'entreprise la distribution d'eau bouillie et de tisane.

*Mortalité typhique à la Santé.* — Nous passerons rapidement sur ce sujet pour la raison qu'un certain nombre de malades nous échappent de par le fait de leur libération, arrivant parfois avant la terminaison de leur maladie. Ils sont alors transférés à l'hôpital quand ils en font la demande.

Malgré cela, nos tableaux statistiques nous permettent de voir que la mortalité est très élevée, ce qui ne doit guère nous surprendre après ce que nous savons d'une maladie déjà citée, la pneumonie, dont la gravité est très grande, bien au-dessus de celle de la population libre.

Dans la pratique hospitalière, le chiffre de décès par fièvre typhoïde oscille autour de 10 à 15 0/0, suivant le génie épidémique, bien plus peut-être que suivant le traitement.

A la Santé, pour nos vingt-six années, de 1867 à 1892 compris, nous arrivons à une mortalité de 28,01 0/0, et si nous prenons l'année 1892 seule, nous avons une proportion sensiblement égale, soit 27,27 0/0 (1).

2 malades de 1892 ont été transportés à l'hôpital, sur les 12 que nous avons eus; l'un de ces 2 malades était en pleine stupeur, dans un état alarmant, au moment de son transfert; le deuxième était convalescent.

Dans notre calcul, nous n'avons retranché du total que le premier de ces malades.

Ici encore, nous voyons que le prisonnier, malade, infecté, ne résiste pas au même titre que l'homme libre.

Ne pourrait-on admettre également que sa réceptivité, en ce qui touche les maladies infectieuses, doit être du même fait plus facile, et si la morbidité générale à la Santé, et la morbidité typhique ne sont pas plus élevées, cela ne doit-il pas tenir à l'absence de causes nocives prédisposantes, telles que le froid, le traumatisme, les excès alcooliques et autres, comme aussi à la régularité chronométrique d'une existence sédentaire?

(1) En citant l'année 1892, nous ne parlons que du 1er semestre.

*Fréquence comparée de la fièvre typhoïde à la Santé et à Paris.* — Jusqu'ici nous avons toujours parlé de la rareté de la fièvre typhoïde à la Santé, sans apporter d'autre preuve à notre affirmation que l'inspection à première vue de nos statistiques.

Pour démontrer, sans objection possible, notre assertion, il nous faut donc mettre en parallèle les statistiques municipales de la Ville de Paris avec celles de la Santé, et encore la prison, ne recevant que des prisonniers de 15 ans et au-dessus, tous du sexe masculin, il nous faudra défalquer des statistiques parisiennes : 1° les femmes, et 2° tous les individus au-dessous de 15 ans.

Nous ferons cette étude comparative pour les années 1885-86-87-88-89-90-91 et 92, les bulletins de statistique municipale commençant à 85 seulement.

Nous avons bien pour les années précédentes le chiffre de la mortalité typhique, mais en bloc, sans qu'il soit possible d'en séparer les chiffres de la mortalité infantile et féminine.

Quand nous parlons des statistiques municipales, nous voulons indiquer les tableaux dressés sous la direction de M. le Dr Bertillon et paraissant chaque semaine.

### Année 1885.

Population mâle totale de Paris........ 1.113.326
— de 0 an à 15 ans...... 225.420
Donc, population mâle de 15 à 100 ans. 887.807

La mortalité typhique totale, en 1885, est de 1.412 : hommes, 775 ; femmes, 637.

La mortalité typhique infantile (0 à 15 ans) est de 313 : enfants mâles, 145 ; femelles, 108.

Nous retranchons de la mortalité totale (1.412) : 1° 637 décès femmes ; 2° 145 enfants mâles, ce qui fait 1.412 — (637 + 145) = 630 décès pour 887.807.

Le chiffre 637 femmes comprend enfants et adultes.

*Mouvement hospitalier de la fièvre typhoïde.*

Adultes mâles : malades sortis, 1.210 ; décédés, 223 ; total, 1.433 fièvres typhoïdes ; 1.433 cas ont donné 223 décès, 100 cas donneront 15,50.

Mortalité typhique à l'hôpital : 15,50 0/0, hommes de 15 à 100 ans.

15,50 représentent 100 cas, 630 représenteront 4.048 cas de fièvre typhoïde.

887.807 donnent 4.048 cas, 5.474 donneront 24 cas.

Au lieu de 24 cas, la Santé a eu 2 cas seulement.

Ramenés à 1.000, ces calculs nous donnent : population libre 4 cas 550 0/00 ; détenus, 0 cas 365 0/00.

## Année 1886.

Dénombrement : population mâle totale, 1.103.014.

Nous retranchons la population mâle infantile de 0 à 15 ans soit 217.010.

Il reste, de 15 à 100 ans, 885.008.

En 1886, la mortalité typhique totale est de 1.035 : hommes 534 ; femmes, 501.

La mortalité infantile de 0 à 15 ans est de 248 : mâles, 107 ; femelles, 141.

Nous retranchons de la mortalité totale (1.035) : 1° 501 décès pour femmes ; 2° 107 décès enfants mâles de 0 à 15 ans 1.035 — (501 + 107) = 427 décès pour nos 885.008 habitants mâles de 15 à 100 ans.

*Mouvement hospitalier de la fièvre typhoïde.*

Adultes mâles : malades sortis, 707 ; décédés, 128 ; total, 925 cas de fièvre typhoïde.

925 cas ont donné 128 décès, 100 cas donneront 13,83.

Donc, la mortalité à l'hôpital par fièvre typhoïde est égale à 13,83 0/0.

Décès 13,83 représentent 100 fièvres typhoïdes, 427 représenteront 3.087 cas.

885.008 hommes donnent 3.087 fièvres typhoïdes.

4.650 détenus au-dessous de un mois donneront 16 cas.

Au lieu de ces 10 cas, la Santé a eu 3 fièvres typhoïdes.

Ramenés à 1,000, nous avons : population libre, 3 cas 48 0/00 ; détenus, 0,64 0/00.

## Année 1887.

Même dénombrement qu'en 1886.

En 1887, la mortalité typhique totale est de 1,496 : hommes, 784 ; femmes, 712.

La mortalité infantile de 0 à 15 ans est de 311 : mâles, 151 ; femelles, 160.

Nous retranchons de la mortalité totale (1,496) : 1° 712 décès pour femmes ; 2° 151 décès enfants mâles de 0 à 15 ans 1,496 — (712 + 151) = 633 décès pour nos 885,008 habitants de 15 à 100 ans.

*Mouvement hospitalier de la fièvre typhoïde.*

Adultes mâles : malades sortis, 1,150 ; décédés, 188 ; total, 3.38 cas de fièvre typhoïde.

1,338 cas ont donné 188 décès, 100 cas donneront 14,05.

Donc, la mortalité à l'hôpital par fièvre typhoïde est égale à 14,05 0/0.

14 décès 05 représentent 100 fièvres typhoïdes, 633 représenteront 4,483 cas.

885,008 hommes donnent 4,483 fièvres typhoïdes, 4,318 détenus au-dessous de un mois donneront 21.

Au lieu de ces 21 cas, la Santé a eu 3 cas de fièvre typhoïde.

Ramenés à 1,000, nous avons : population libre, 5 cas 06 0/00 ; détenus, 0 cas 69 0/00.

## Année 1888.

Dénombrement :

| | |
|---|---|
| Population masculine de 0 à 100 ans. | 1.103.014 |

Retranchons :

| | |
|---|---|
| Population masculine de 0 à 15 ans. | 217.016 |
| Il reste..... | 885,008 de 15 à 100 ans. |

La mortalité typhique totale est de 847 : 473 hommes et 374 femmes.

La mortalité infantile typhique (de 0 à 15 ans) est de 150 : 37 enfants mâles et 113 enfants femelles.

Nous retranchons donc de la mortalité totale (847) : 1° 374 décès femmes ; 2° 37 enfants mâles, ce qui fait 436 décès pour la population mâle de 15 à 100 ans. Le chiffre 374 femmes est pour tous les âges.

*Mouvement hospitalier de la fièvre typhoïde.*

Adultes : malades sortis, 088 ; décédés, 108 ; total, 700 cas de fièvre typhoïde.

700 cas ont donné 108 décès, 100 cas donneront 13,50.

La mortalité typhique à l'hôpital est donc égale à 13,50 0/0, hommes de 15 à 100 ans.

13 décès 50 représentent 100 cas de fièvre typhoïde, 436 décès représenteront 3.215 cas de fièvre typhoïde.

885.008 donnent 3.215 cas de fièvre typhoïde, 4.230 détenus à plus de un mois donneront 15 cas 45 de fièvre typhoïde.

Donc, la Santé devrait avoir au moins 15 cas 40 de fièvre typhoïde, et, pour 1888, elle en a 4.

Autrement, ces calculs ramenés à 1.000 nous donnent : population libre, 3 cas 620 0/00 ; détenus, 0 cas 615 0/00.

### Année 1889.

Même dénombrement qu'en 1888.

Habitants mâles de 15 à 100 ans, 885.008.

Mortalité totale typhique de Paris pour 1889, 1.114 : hommes, 593 ; femmes, 521.

Mortalité partielle typhique de 0 à 15 ans, 227 : enfants mâles, 109 ; enfants femelles, 118.

Nous retranchons de la mortalité totale (1.114) : 1° 521 décès femmes ; 2° 109 enfants mâles ; il reste donc 484 décès pour la population mâle de 15 à 100 ans. Le chiffre 521 femmes est pour tous les âges.

*Mouvement hospitalier de la fièvre typhoïde.*

Adultes : malades sortis, 077 ; décédés, 107 ; total, 1.174 fièvre typhoïde.

1.174 cas de fièvre typhoïde ont donné 107 décès, 100 cas donneront 10 décès 78.

Donc, la mortalité typhique à l'hôpital pour 1880 est égale à 10,78 0/0, hommes de 15 à 100 ans.

10 décès 78 représentent 100 cas de fièvre typhoïde, 481 décès représenteront 2.884 cas de fièvre typhoïde.

Si 885.008 donnent 2.884 cas, 5.020 détenus donneront 16 cas 50.

Mais, au lieu de présenter ces 16 cas 50 de fièvre typhoïde, la Santé n'a eu que 3 cas.

Ramenés à 1.000, nous avons : population libre, 3 cas 25 0/00; détenus, 0 cas 597 0/00.

## Année 1890.

Même dénombrement de population que pour 1880 et 1888.

Mortalité totale typhique à Paris en 1890, 723 décès : 346 hommes, 377 femmes.

Mortalité partielle de 0 à 15 ans (même année), 174 décès : 76 enfants mâles, 98 enfants femelles.

La mortalité de 15 à 100 ans (hommes) égale la mortalité totale (723) moins la mortalité totale femmes (377), augmentée de la mortalité infantile et masculine (76), soit 723 — (377 + 76) = 270.

### Mouvement hospitalier de la fièvre typhoïde.

Adultes au-dessus de 15 ans : malades sortis, 823; décédés, 129; total, 952 fièvres typhoïdes.

Ces 952 fièvres typhoïdes ont donné 129 décès, 100 donneront 13,44.

Donc, la mortalité typhique dans les hôpitaux, pour 1890 et pour les malades mâles au-dessus de 15 ans, est de 13,44 0/0.

Si 13 décès 44 représentent 100 cas de fièvre typhoïde, 270 décès représenteront 2.009 cas de fièvre typhoïde.

Si 885.008 adultes au-dessus de 15 ans et mâles donnent 2.009 cas de fièvre typhoïde, 3.702 détenus donneront 8 cas 39.

La Santé, en 1890, n'a présenté que 3 cas de fièvre typhoïde au lieu de 8 cas 39, qu'elle aurait dû avoir.

Ramenés à 1.000, nous avons : population libre, 2 cas 26 0/00; détenus, 0 cas 81 0/00.

## Année 1891.

Dénombrement : population mâle totale, 1.105.570.

Nous retranchons la population mâle infantile de 0 à 15 ans, soit 226.710.

Il reste donc, de 15 à 100 ans, 838.806 habitants mâles.

En 1891 ,la mortalité typhique totale est de 519 : hommes, 207 ; femmes, 252.

La mortalité infantile de 0 à 15 ans est de 138 : mâles, 64 ; femelles, 74.

Nous retranchons de la mortalité totale (519) : 1° 252 décès pour femmes ; 2° 64 décès enfants mâles de 0 à 15 ans, 519 — (252 + 64) = 233 décès pour nos 838.806 habitants mâles de 15 à 100 ans.

*Mouvement hospitalier de la fièvre typhoïde.*

Adultes mâles : malades sortis, 515 ; décédés, 111 ; total, 626 cas de fièvre typhoïde.

626 cas ont donné 111 décès, 100 cas donneront 17,73.

Donc, la mortalité à l'hôpital, par fièvre typhoïde, est égale à 17,73 0/0.

17 décès 73 représentent 100 fièvres typhoïdes, 233 représenteront 1314.

838.806 habitants donnent 1.314 fièvres typhoïdes, 3.252 détenus au-dessous de un mois donneront 4 cas 55.

Au lieu de ces 4,55 cas, la Santé a eu 5 fièvres typhoïdes.

Ramenés à 1.000, nous avons : population libre, 1 cas 39 0/00 ; détenus, 1 cas 53 0/00.

## Année 1892.

Dénombrement de la population mâle de 15 à 100 ans, 838.800.

Pour les sept premiers mois, il y a eu 387 décès par fièvre typhoïde pour tous âges : hommes, 218 ; femmes, 169.

Mortalité typhique infantile, 101 : hommes, 60 ; femmes, 41.

Nous retranchons de la mortalité totale (387) : 1° 169 décès pour femmes ; 2° 60 décès enfants mâles de 0 à 15 ans ; 387 — (169 + 60) = 158 décès pour nos 838.800 habitants mâles de 15 à 100 ans.

*Mouvement hospitalier de la fièvre typhoïde.*

Adultes mâles : malades sortis, 293 ; décédés, 77 ; total, 370 cas de fièvre typhoïde.

370 cas ont donné 77 décès, 100 cas donneront 20,81.

Donc, la mortalité à l'hôpital par fièvre typhoïde est égale à 20,81 0/0.

20 décès 81 représentent 100 fièvres typhoïdes, 158 représenteront 7,59 cas.

638.800 habitants donnent 7,59 fièvres typhoïdes, 2.250 détenus au-dessous de un mois donneront 1,18 cas.

Au lieu de ces 1,18 cas, la Santé a eu 12 fièvres typhoïdes.

Ramenés à 1.000, nous avons : population libre, 0 cas 80 0/00 ; détenus, 5 cas 33 0/00.

Tous ces calculs proportionnels démontrent d'une façon certaine que la fièvre typhoïde est plus rare à la Santé qu'à Paris ; mais la démonstration que nous venons de faire sera plus rapidement saisissable et plus facilement synthétisée sous la forme suivante :

| Années | Morbidité ty. réelle de la Santé | Morbidité exigée pour être proportionnelle à celle de Paris |
|---|---|---|
| 1885 ....... | 2 | 24,00 |
| 1886 ....... | 3 | 16 |
| 1887 ....... | 3 | 21 |
| 1888 ....... | 4 | 15,16 |
| 1889 ....... | 3 | 16,56 |
| 1890 ....... | 3 | 8,39 |
| 1891 ....... | 5 | 4,55 |
| 1892 ....... | 12 | 1,18 |

Nos statistiques et nos calculs ont été établis avec l'impartialité la plus absolue.

N'avons-nous pas éliminé, en effet, les détenus condamnés à un mois et au-dessous, pour ne pas subir le reproche d'avoir fait entrer dans notre population de la Santé toute une catégorie d'individus pouvant à la rigueur sortir de prison en puissance d'infection, en pleine incubation, cette première période de la fièvre typhoïde étant longue le plus souvent d'une semaine à deux !

N'avons-nous pas éliminé des statistiques municipales de la ville de Paris tous les sujets de 0 à 15 ans et toutes les femmes, dont le chiffre de mortalité typhique est plus élevé que celui des hommes, la prison de la Santé ne comptant dans sa population ni femmes, ni adultes au-dessous de 15 ans !

Est-ce tout ? Non ! car nous aurions pu à la rigueur prendre comme taux de mortalité les chiffres accusés par les médecins des hôpitaux ; soit 13 0/0 environ ; qu'avons-nous fait au lieu de cela ? Nous avons cherché pour chaque année sa mortalité afférente ; nous avons eu ainsi des chiffres de 10 0/0 et plus, ce qui diminuait la morbidité à Paris, et du même coup faisait moindre l'écart qui existait entre cette dernière et celle de la Santé.

Arguera-t-on maintenant contre nos évaluations que la mortalité typhique dans notre prison offre un taux si élevé (27 à 20 0/0) qu'on ne peut l'expliquer que par des erreurs de diagnostic qui auraient permis de laisser passer inaperçus un grand nombre de typhoïsants ? Mais, nous sommes allé au-devant de cette objection en publiant plus haut les noms des médecins qui ont été appelés à porter ces diagnostics, d'une part ; et, d'autre part, en montrant l'extrême gravité des maladies infectieuses à la Santé (Recherches de M. Variot sur la pneumonie, citées plus haut).

Il est vrai que l'épidémie de variole, cette année-ci, n'a causé aucun décès ; mais nous avons dit que tous nos varioleux étaient des vaccinés et même des revaccinés, chose importante quant à l'évolution de l'affection.

Impossible enfin d'expliquer le taux élevé de la mortalité typhique en invoquant le traitement mis en usage dans chaque cas particulier ; jamais aucune médication n'a fait varier le chiffre de mortalité dans des limites

aussi étendues (10 à 14 0/0 environ). Quant à l'alimentation du typhique en lait et bouillon, elle est identique à
celle des hôpitaux de Paris.

Notre chapitre tout entier peut donc se résumer dans
les deux termes suivants :

1° La fièvre typhoïde est plus rare à la Santé qu'à
Paris;

2° Elle est en revanche très grave.

On nous répondra peut-être que tous ces arguments
que nous venons d'exposer sont vrais, mais que cependant nos conclusions sont fausses parce que nous avons
oublié de chercher la durée moyenne de séjour pour le
prisonnier de la Santé, afin de la rapporter ensuite à
l'année de vie de la population parisienne.

C'est à M. Bertillon, que nous sommes allé trouver, que
nous devons cette objection, et nous le remercions de
nous l'avoir faite, comme nous le remercions de la bienveillance qu'il nous a témoignée lors de notre entretien.

Si nous avons bien saisi sa pensée, le raisonnement de
M. Bertillon est le suivant :

Lorsque, dit-il, nous donnons pour une année déterminée, et pour une agglomération également déterminée
(Paris par exemple), le total de la mortalité par fièvre
typhoïde, nous voulons dire par là que pendant l'année
entière cette agglomération a été soumise aux causes
susceptibles de produire cette maladie ; — si donc, pour
la fièvre typhoïde, vous voulez comparer la réceptivité
morbide de la population de Paris à la réceptivité morbide des détenus de la Santé, il faut que votre compa-
raison, pour être juste, reste dans les limites d'une même
durée ; or les statistiques municipales ont pour base
l'année de vie; il faut donc que vous rapportiez à ce
temps la moyenne d'emprisonnement de votre détenu.

Ce raisonnement serait très vrai, si toute l'année la
population parisienne subissait l'eau de Seine ; mais nous
savons que la distribution de cette eau ne se fait guère

qu'aux époques de sécheresse et ne dépasse pas une moyenne de quarante jours par quartier et par année. Ce n'est donc en réalité qu'à ce temps qu'il faut rapporter la moyenne de séjour à la Santé.

Or quelle est cette durée ? Le tableau suivant nous l'indique.

| Années | Sorties | Journées de présence | Moyenne de séjour |
|---|---|---|---|
| 1883.... | 10.525 | 434.207 | 41 |
| 1884.... | 10.342 | 410.190 | 39 |
| 1885.... | 11.394 | 444.386 | 39 |
| 1886.... | 10.882 | 461.845 | 42 |
| 1887 ... | 9.698 | 448.827 | 46 |
| 1888.... | 9.680 | 423.566 | 43 |
| 1889.... | 10.705 | 394.133 | 36 |
| 1890.... | 8.390 | 317.246 | 38 |
| 1891.... | 8.005 | 324.947 | 40 |
| | | Moyenne totale...... | 40 |

On peut donc induire de ces chiffres que le temps pendant lequel le détenu est soumis à l'eau de Seine, temps qui n'est autre que celui de son séjour à la prison et qui est égal à quarante jours environ, est exactement celui pendant lequel la population parisienne est privée d'eau de source et alimentée d'eau de rivière.

Notre conclusion première n'a donc point lieu d'être modifiée : la fièvre typhoïde est plus rare à la Santé qu'à Paris.

Occupons-nous maintenant du personnel de surveillance, et ce qui s'y passe sera une nouvelle confirmation de la proposition que nous venons de formuler ; quelques mots ensuite sur les prisons de Paris, autres que la Santé, nous conduiront au même résultat.

## FRÉQUENCE DE LA FIÈVRE TYPHOÏDE DANS LE PERSONNEL DE SURVEILLANCE.

Il existe à la Santé, pour la surveillance de l'établissement, un groupe de 45 gardiens.

Ce sont tous, ou presque tous, gens venus de la campagne.

Autrefois la plupart étaient d'anciens soldats; ces vieux brisquards sont rares aujourd'hui et, à l'heure où nous écrivons, ne dépassent pas le chiffre de 3 ou 4. Tous les autres sont des individus dans la force de l'âge, de 25 à 40 ans environ.

Leur travail est dur; ils arrivent à la prison à 6 heures ou 6 h. 1/2 du matin, suivant la saison, et n'en sortent que le soir à 8 heures. Pendant tout ce temps, ils sont sans cesse debout et ne peuvent s'asseoir; il leur est accordé une heure pour le repas du matin, qu'ils prennent à l'intérieur de la maison. Tous les cinq jours, ils ont une garde de nuit à fournir.

Maigre est leur traitement; maigre aussi, comme conséquence, leur alimentation. L'eau qu'ils peuvent consommer est l'eau de Seine, filtrée avec l'appareil de ménage en terre cuite. Peut-être n'en boivent-ils pas beaucoup; nous en connaissons cependant qui trouvent la fontaine chose moins coûteuse que le vin, et coupent ce dernier de beaucoup d'eau.

De tout ce que nous venons de dire ressort cette déduction que les gardiens ont à subir l'acclimatement dans de mauvaises conditions, et cependant ils ne prennent pas ou ne prennent guère la fièvre typhoïde.

Dans les trois années qui viennent de s'écouler, un seul a été atteint et est entré à l'hôpital Cochin pour cette maladie; il était à Paris depuis dix-sept mois environ, venant de la campagne.

En donnant le nombre 45, nous n'avons pas été absolument exact; nous aurions dû tenir compte des déplacements fréquents imposés au personnel, l'administration pénitentiaire se plaisant, comme bien d'autres, à faire voyager ses subordonnés du nord au midi, du levant au couchant.

Mais l'importance de la question ne nous a pas paru telle que nous ne puissions négliger ces mutations; nous ne croyons pas d'ailleurs qu'elles s'élèvent à plus de 8 à 10 par année; ajoutés au total ordinaire, nous aurions la somme de 50 à 55 gardiens s'étant trouvés dans les conditions dont nous venons de parler, et ayant été alors susceptibles d'être atteints de fièvre typhoïde.

## B. — De la fièvre typhoïde dans quelques autres prisons de Paris.

*Mazas.* — La] prison de Mazas [est à Paris la seule prison de prévention pour hommes.

Elle est située dans un quartier où la densité de population est relativement faible, mais dont le taux hygiénique cependant est moins élevé que celui de la Santé.

C'est une prison exclusivement cellulaire, ressemblant à la nôtre par l'aspect et la disposition de ses constructions.

Même ventilation, même chauffage, même système de latrines que chez nous; rien à en dire par conséquent.

Par sa canalisation, cette maison de prévention se trouve placée vis-à-vis de la fièvre typhoïde dans des conditions identiques à celles de la Santé; peut-être l'eau de consommation y est-elle un peu plus mauvaise encore, ayant été captée non loin de là, au pont d'*Austerlitz* même, plus avant par conséquent dans la traversée de Paris que le *Port-à-l'Anglais*.

Les appareils de filtration, destinés à épurer l'eau de Seine, sont les mêmes qu'à la prison de la Santé et ne fonctionnent pas mieux: nous en avons la preuve dans les analyses que nous avons mentionnées précédemment et qui avaient porté sur les éponges filtrantes et sur l'eau prise à la sortie du filtre.

Quant au prévenu, il diffère le plus souvent du tout au tout de l'habitant des prisons ordinaires et de la Santé en particulier.

Une dépression morale grande, accentuée, est la règle chez l'inculpé; le milieu social d'où vient ce malheureux est assez relevé dans la généralité des cas, alors que nous avons vu le contraire pour la prison de la Santé. Nous sommes loin de l'acclimaté-type de cette dernière maison; c'est dire que la clientèle de Mazas, sauf de rares habitués, se renouvelle incessamment et rapidement.

Cette clientèle arrive chaque année au chiffre de 0 à 7.000 prévenus, soit 3.000 comme différence avec le chiffre de la Santé.

Quant à la moyenne de durée de séjour, elle est certainement au-dessous de ce que nous avons trouvé pour la Santé.

A part cette dernière condition, tout semble donc réuni pour favoriser l'éclosion de cas de fièvre typhoïde (dépression morale, non acclimatement, renouvellement de la clientèle) et néanmoins le résultat n'est pas proportionnel à ces facteurs; la dothiénentérie est rare à Mazas. C'est là l'avis nettement formulé du Dr de Beauvais, avis qui est le fruit d'une longue observation, ce médecin étant depuis de nombreuses années à la tête du service médical des infirmeries de Mazas.

Voici d'ailleurs, depuis 1888, les cas de fièvre typhoïde que nous avons relevés comme venant de cette prison; au nombre de 7, ils se répartissent de la façon suivante :

|        |     |                                                           |
|--------|-----|-----------------------------------------------------------|
| 1888.... | ⎰ | 2 en juillet ; âge : 34 ans pour l'un ; 49 ans pour l'autre. |
|        | ⎱ | 1 en décembre — 39 ans.                                    |
| 1889.... | ⎰ | 1 en juin — 49 ans.                                       |
|        | ⎱ | 1 en décembre — 23 ans.                                   |
| 1890.................... |  | Nihil.                                   |
| 1891.................... |  | 1 en juillet — 25 ans.                   |
| 1892 (1 semestre)........ |  | 1 en mai — 18 ans.                     |

Comme conclusion, disons que Mazas, comme la Santé, jouit d'une immunité difficile à expliquer si l'on admet les théories actuelles ayant trait à l'eau de Seine.

*Autres prisons de Paris.* — L'Infirmerie centrale des prisons de la Seine reçoit des malades de toutes les prisons d'hommes de la Seine ; dans le nombre se rencontrent parfois des typhiques.

Nous ne pouvons guère tirer profit de ces données ; certaines prisons ont en effet un temps de séjour trop restreint, comme le *Dépôt*, la *Conciergerie*, *Sainte Pélagie* ; d'autres ont un chiffre de population peu élevé comme la *Grande-Roquette* ; enfin pour faire une étude intéressante, il nous faudrait, pour chacune de ces maisons, recommencer les recherches que nous avons entreprises au sujet de la Santé, et le cadre où nous voulons maintenir notre thèse nous défend semblable entreprise.

Nous nous contenterons donc de donner pour chacune des prisons que nous venons de nommer, un tableau des cas de fièvre typhoïde qui s'y sont produits depuis 1888 :

### Ste-Pélagie

|        |     |                          |
|--------|-----|--------------------------|
| 1888.......... | ⎰ | 1 en juillet — 18 ans.  |
|        | ⎱ | 1 en novembre — 19 ans. |
| 1889.......... | ⎰ | 1 en juin — 17 ans.    |
|        | ⎱ | 1 en septembre — 33 ans. |
| 1890.......... |  | 1 en novembre — 22 ans. |
| 1891.......... |  | 0                        |
| 1892 (1er sem.).. |  | 0                     |

*Grande-Roquelle*

| | |
|---|---|
| 1888.......... | 0 |
| 1889.......... | 0 |
| 1890.......... | 1 en juin — 24 ans. |
| 1891.......... | 1 en juin — 23 ans. |
| 1892 (1er sem.).. | 1 en juillet — 20 ans. |

*Conciergerie*

| | |
|---|---|
| 1888.......... | 0 |
| 1889.......... | 0 |
| 1890.......... | 1 en janvier — 27 ans. |
| 1891.......... | 0 |

*Dépôt*

| | |
|---|---|
| 1889.......... | 1 en novembre. |

*Petite-Roquette*

| | |
|---|---|
| 1892.......... | 1 en août dernier — 17 ans (était à la Ro-quette depuis le 24 mars 92). |

## CHAPITRE III.

### DISCUSSION.

Ce n'est pas la partie la moins épineuse de notre thèse que nous entreprenons là ; longtemps nous nous sommes arrêté au seuil de ce sujet, indécis, hésitant, troublé par l'idée paradoxale que nous apportions, pris entre deux faits absolument opposés, tous deux indéniables : d'une part, un stock d'observations rigoureuses où l'eau a incontestablement joué le rôle prépondérant de cause essentielle, de cause productrice ; d'autre part, une observation unique, il est vrai, mais également certaine, indiscutable, et cependant contraire à tous les faits de l'autre catégorie, du moins à ceux qui comprennent l'eau de Seine.

C'est une chose vulgaire de répéter que le disciple s'imprègne des idées du maître, comme la cire s'adapte aux doigts du modeleur : par nos études médicales nous appartenons à la troisième période historique de l'étiologie de la fièvre typhoïde, c'est dire que nous avons toujours regardé le bacille d'Eberth comme spécifique et l'eau comme son véhicule le plus fréquent, avant notre arrivée à la Santé.

Nous avons dit notre étonnement en présence de ce qui s'y passait, étonnement qui, devant la ténacité du fait, dégénéra presque en scepticisme quant à la puissance typhogénique de l'eau de Seine.

C'est dans de telles conditions que nous avons abordé ce sujet, fortifié encore à ce moment dans notre doute par la lecture de l'article du Dictionnaire Dechambre.

Mais au fur et à mesure que nous avons pénétré au cœur de la question, nos idées ont pris une autre direction.

Devant le faisceau de preuves accumulées depuis trente années en France et à l'étranger, nous croyons qu'il est impossible de nier le rôle typhogène de l'eau dans les conditions déterminées par A. Hirsch. Quant à l'insalubrité de l'eau de Seine, nous voulons bien l'admettre, mais nous réservons ses effets spécifiques.

Nous apportons effectivement, à côté des observations de M. Arnould, un fait précis, rigoureux, celui non pas d'un individu, non pas d'une famille, échappant à l'action prétendue spécifique de l'eau de Seine, mais celui d'un groupe respectable de 5 à 7.000 détenus. Nous avons le droit, en présence d'un phénomène aussi contraire aux idées régnantes, de le regarder comme très instructif et comme susceptible de servir à l'histoire étiologique de la fièvre typhoïde à Paris.

Nous allons donc analyser ce fait négatif, chercher s'il ne serait pas possible cependant de l'expliquer de telle façon qu'il ne serait point en contradiction complète avec les théories de MM. Brouardel et Chantemesse. Ceci nous conduit par conséquent à trouver la genèse des cas de fièvre typhoïde à la Santé. Nous nous poserons les quatre questions suivantes :

A. La fièvre typhoïde peut-elle résulter à la Santé d'émanations putrides ? B. Peut-elle trouver son origine dans la contagion soit directe, soit indirecte ? C. L'eau de Seine pourrait-elle en être cause ? D. La spontanéité morbide, sans exclusion des idées microbiennes, pourrait-elle être invoquée ?

A. *Aucune émanation putride n'existe à la Santé.* — Ce n'est pas sans raison que nous avons insisté plus haut sur la description de la Santé, sur les conditions hygiéniques auxquelles sont soumis les détenus. Nous avons du même coup démontré que pour rares qu'y soient les cas de fièvre typhoïde, ceux qui se produisent du moins ne peuvent être dus à des émanations de foyers putrides.

Les latrines sont toutes tenues dans le plus grand état de propreté et désinfectées chaque jour avec une solution de sulfate de fer.

Le sol de la prison, pavé partout ou cimenté, ne peut recéler aucun détritus de matière organique fermentescible en état de putréfaction ; d'ailleurs, en admettant avec M. Arnould la doctrine de l'infection par la voie pulmonaire, pourquoi l'air, que tous les détenus respirent au même degré, restreindrait-il ses effets à un petit groupe seulement, quand le même auteur refuse à l'eau cette propriété élective ?

M. Arnould ne dit-il pas, à propos d'une série de petites épidémies qu'il vient d'observer récemment ? « qu'une cause générale, comme la contamination d'eau souillée, eût probablement agi sur un plus grand nombre de sujets que 3 ou 6 (1) ».

B. *Peut-il être question de contagion à la Santé ?* — Il est impossible d'invoquer la contagion résultant du séjour

(1) Arnould. *Revue d'hygiène*, avril 1891.

dans une cellule précédemment infectée. Nous avons dit au paragraphe *Cellule* qu'il y avait désinfection chaque fois qu'une maladie contagieuse (érysipèle, variole, fièvre typhoïde) se produisait, désinfection consistant dans le lavage au sublimé des objets pouvant supporter l'eau, et ensuite dans l'imprégnation prolongée des vapeurs de soufre.

Pouvons-nous invoquer alors la contagion, soit directe par contact d'homme à homme, soit indirecte par objets communs ou par séjour dans une atmosphère commune (ateliers) ?

Nous croyons posséder un cas de contagion directe celui de l'infirmier de la Centrale ; nous y reviendrons.

Quant à la contagion indirecte, nous croyons qu'elle a pu jouer un certain rôle ; mais nous donnons le rôle essentiel aux objets communs passés de mains en mains, rejetant au second plan l'influence de l'atmosphère ; nous dirons pour quels motifs.

Occupons-nous d'abord de la morbidité typhique pour les années 1888, 1889, 1890 et 1891.

| | | |
|---|---|---|
| Les 4 cas de 1888 se sont produits... | 3 en décembre. | |
| — — — | 1 en novembre. | |
| Les 3 cas de 1889 se sont produits.... | 2 en juin. | |
| — — — | 1 en janvier. | |
| Les 3 de 1890 ..................... | 1 en avril. | |
| — — — | 1 en novembre. | |
| — — — | 1 en juin. | |
| Les 5 de 1891 .................... | 2 en avril | |
| — — — | 1 en juillet. | |
| — — — | 1 en septembre. | |
| — — — | 1 en novembre. | |

Ces données ne prouvent guère la contagion : presque tous sont échelonnés à de longs intervalles.

Cependant, en 1888, nous voyons 4 cas très rapprochés, 1 en novembre, 3 en décembre ; cette petite série est peut-être l'indice d'un phénomène de contagion ; pour parler plus positivement, il nous faudrait certains renseigne- ments que nous n'avons point trouvés, comme la date précise de l'entrée à l'infirmerie, l'époque de l'incarcé- ration, la division ou les ateliers d'où venaient les malades.

L'épidémie de 1802, que nous avons observée du com- mencement à la fin, va combler cette lacune.

Sur les 12 malades de cette année, 4 venaient du cellu- laire, de galeries différentes, de cellules différentes et même éloignées les unes des autres ; ces 4 typhiques n'ont pu avoir aucun contact entre eux, encore moins avec ceux du quartier commun ; il est vrai que sur ces 4, 2 pour- raient à la rigueur être arrivés à la Santé en puissance d'infection : ce sont les n°ˢ 7 et 8 de notre tableau, entrés à l'infirmerie, le 1ᵉʳ le 5 juillet, alors que son incar- cération datait du 27 juin, soit sept jours d'incubation ; le 2ᵉ le 27 juillet, alors que son écrou ne remontait qu'au 10 juillet, soit sept jours également d'incubation.

Tableau de l'épidémie qui a régné à la Santé
en juin et juillet 1892

| N° | Age | Incarcération à la Santé | Entrée à l'in-firmerie | Ateliers ou divisions | | Observations |
|---|---|---|---|---|---|---|
| 1 | 26 | 8 février | 7 juin | 8ᵉ 260 | poupées. | |
| 2 | 28 | 19 avril | 13 juin | 6ᵉ 79 | plumes. | Transféré à l'hôpital en convalescent. |
| 3 | 30 | 6 avril | 15 juin | 9ᵉ 44 | Infirm.cent. | |
| 4 | 29 | 15 mai | 22 juin | 1ᵉ 110 | plumes. | |
| 5 | 26 | 27 avril | 27 juin | 3ᵉ 61 | poupées. | |
| 6 | 22 | 6 avril | 2 juillet | 8 166 | poupées. | |
| 7 | 17 | 27 juin | 5 juillet | 1ᵉ 97 | plumes. | |
| 8 | 31 | 10 juillet | 26 juillet | 2ᵉ 136 | poupées. | Transporté à l'hôpital en pleine période de stupeur. |
| 9 | 18 | 23 mai | 3 août | 8ᵉ 171 | poupées. | |
| 10 | 30 | 14 mai | 28 juin | 3ᵉ 49 | plumes. | |
| 11 | 52 | 22 juin | 22 juin | 6ᵉ 7 | sacs. | |
| 12 | 46 | 28 juin | 28 juin | 3ᵉ 28 | plumes. | |

D'après ce que nous savons sur la durée moyenne (dix à quatorze jours) de cette période latente de la fièvre continue, il est possible qu'ils aient été contaminés ailleurs qu'à la Santé, c'est-à-dire à Mazas, prison canalisée aussi d'eau de Seine prise au pont d'Austerlitz.

Si l'on admettait cependant l'hypothèse de la contamination pendant leur séjour dans notre maison, il faudrait exclure l'eau de boisson comme cause d'infection, puisque nous savons qu'à partir du 9 juillet il n'a été distribué aux prisonniers que de l'eau bouillie ou de la tisane.

Passons aux 8 autres cas, dont 7 sont fournis par le commun, et le 8ᵉ par l'Infirmerie centrale.

Des 7 premiers 4 appartenaient à l'atelier des poupées, à l'atelier des plumes, le dernier à l'atelier des sacs.

| | | | | |
|---|---|---|---|---|
| L'atelier des poupées compte | .... | 80 à 90 détenus. | | |
| — | sacs | — | .... | 240 à 230 — |
| — | plumes | — | .... | 50 à 60 — |

Ces chiffres sont-ils en faveur de la contagion?

Ce n'est pas impossible, puisque l'atelier des sacs, occupant trois fois plus de travailleurs que celui des poupées, n'a cependant envoyé à l'infirmerie qu'un seul malade.

On pourrait peut-être aussi invoquer en faveur de la contagion ce fait qu'à l'atelier des poupées il existe ce qu'on appelle la division du travail, les uns faisant uniquement qui les bras, qui les jambes ou le buste, ou la tête, pendant que d'autres assemblent toutes ces parties, et que d'autres encore les polissent, et que d'autres enfin leur donnent le coloris.

Toutes ces pièces, allant d'un détenu à l'autre, peuvent être des agents de transport pour les germes spécifiques, et des agents d'autant plus efficaces que la saleté est la qualité maîtresse du détenu.

Nous croirions volontiers à la filiation suivante dans les accidents de contagion :

1° Souillure de la chemise (c'est une constatation que nous avons eu souvent l'occasion de faire; la Santé n'est pas inférieure à ce point de vue au Bureau central);

2° Souillure des mains au contact de la chemise, et peut-être d'une autre façon sur laquelle nous ne pouvons insister;

3° Souillure par les mains des pièces de travail;

4° Souillure manuelle du sujet non malade qui reçoit les articles précédents;

5° L'ablution manuelle étant rare sinon inconnue à la Santé comme acte préparatoire des repas, souillure des aliments, du pain en particulier, par les mains, et infection du sujet par la voie stomacale.

En faveur de ce mode de contagion par les mains polluées, nous allons raconter l'histoire de notre 12ᵉ infecté, cet infirmier de la Centrale, annoncé plus haut.

Ce malheureux s'est alité le 15 juin.

Il n'a pu certainement s'infecter par l'eau de boisson, les détenus-infirmiers ayant, à cause de leurs fonctions spéciales, une mesure de vin à leur repas, et en dehors de ce vin, à discrétion, de la tisane obtenue par ébullition prolongée. D'ailleurs, pressé par nous de dire s'il avait absorbé de l'eau ordinaire, il nous a catégoriquement affirmé, et à plusieurs reprises, s'être contenté de son vin, sans même le couper d'eau, et de tisane.

Nous avons signalé au chapitre Infirmeries l'agencement défectueux des latrines, laissant pénétrer dans les salles des émanations fétides. Rien de plus vrai; mais nous avons ajouté que les cuvettes étaient désinfectées soigneusement chaque jour. Nous croyons aussi qu'une pareille cause, aussi générale, eût frappé plus d'un malade, et alors eussent été frappés surtout, à notre avis, ceux dont les lits confinaient avec les cabinets, et justement le lit de notre infirmier était à l'extrémité opposée.

Ces deux hypothèses étant écartées, l'infection par l'eau de consommation ou l'infection par les émanations des fosses d'aisances, à moins de croire à la spontanéité de la fièvre (question que nous traiterons dans un instant), il ne peut donc y avoir eu que contagion directe.

Expliquons-nous. Au moment où notre infirmier tombait malade, il y avait à la Centrale, dans sa rangée de malades à lui, un jeune typhique de 18 ans, envoyé de Mazas par le D' de Beauvais, au début de la maladie.

Ce jeune typhique ne tardait pas à présenter des accidents graves (délire, stupeur, incontinence fécale) nécessitant des soins continus.

Nous pouvons et nous devons dire que l'infirmier remplissait ses fonctions, plus qu'avec zèle, avec dévouement.

Mais s'il était dévoué, il n'était pas d'une propreté méticuleuse.

Très légers devaient être ses lavages manuels, et nous nous souvenons l'avoir trouvé certain jour faisant un pansement de furoncle à l'un de ses malades, les mains sales de matières fécales (la couleur et l'odeur nous renseignaient suffisamment). Lui faisant observer qu'un pareil état était dangereux pour lui et pour ses malades, il nous répliqua qu'il lui était difficile de faire autrement, le typhique exigeant des soins permanents. Il crut même que nous exagérions en parlant de danger.

Ni très propre, ni très intelligent non plus, il ne devait pas prendre pour lui plus de précautions que pour les autres, et nous sommes persuadé qu'il se mettait à table les mains insuffisamment lavées.

Ceci admis, n'est-il pas logique d'invoquer la contagion directe (souillure des mains amenant la souillure des aliments) lorsque précédemment nous sommes arrivé à une conclusion semblable par exclusion des autres causes?

Nous rapprocherions volontiers ces faits de contamination par souillure des mains des observations maintes fois signalées à propos d'accidents saturnins, résultant de l'absorption de molécules de plomb adhérentes aux mains; et dans ce cas, il s'agit d'une intoxication chimique par une substance fixe, ne pouvant se multiplier à l'infini comme le microbe de la fièvre typhoïde.

Allons-nous pour cela jusqu'à nier le rôle de l'atmosphère?

Non évidemment! Nous croyons qu'elle a pu être tout au plus une cause adjuvante, en ajoutant ses effets à ceux de l'infection par la voie stomacale.

Mais si la contagion directe paraît probable dans cette observation, si elle peut être soutenue à la rigueur pour les typhiques venus du quartier commun pendant l'épidémie dernière, il est non moins certain qu'elle n'explique pas les faits qui se sont produits au quartier cellulaire; elle n'explique pas ceux qui se sont produits isolément les années précédentes; elle n'explique pas non plus l'accident initial de cette année.

Notre tableau nous montre effectivement que le premier individu frappé, entré à l'infirmerie le 7 juin, était incarcéré à la Santé depuis le 8 février; c'est à la Santé qu'il a été contaminé.

Comment allons-nous expliquer ces infections premières?

Ayant éliminé pour elles l'action des émanations putrides et le fait de la contagion, restent les deux dernières théories à mettre en ligne, celle qui donne à l'eau de Seine un pouvoir typhogénique de premier ordre, ou bien celle qui invoque pour la fièvre typhoïde l'idée de la spontanéité morbide, non plus telle qu'on la concevait autrefois, mais adaptée aux doctrines microbiennes et liée alors à la spécificité du bacillus coli.

C. *Rôle typhogène de l'eau de Seine à la Santé.* — Le rôle des eaux polluées spécifiquement est indiscutablement démontré pour certaines épidémies (observations de M. le professeur Jaccoud).

La souillure banale (fécale) est peut-être seule nécessaire?

Voilà pour les eaux en général.

Pour l'eau de Seine en particulier, le pouvoir typhogénique est-il aussi bien établi?

Pour MM. Chantemesse et Widal, pour M. le professeur Brouardel, pour MM. Vaillard et Régnier, pour M. Tholnot il n'y a pas de doute ; la question est tranchée dans le sens de l'affirmative, il ne doit plus y avoir de contestation possible.

Pour M. Arnould, l'eau de Seine peut jouer un certain rôle dans les épidémies typhiques, mais au seul titre de cause prédisposante.

Le raisonnement de M. Arnould, le voici :

1° La mortalité dans les casernes de Paris a diminué, il est vrai, depuis la substitution de bonne eau à l'eau de Seine ou de l'Ourcq, etc.; mais elle n'a pas disparu, donc l'eau ne peut agir que comme cause prédisposante (il s'agit des casernes de pompiers).

2° Si la mortalité typhoïde s'est élevée dans des quartiers alimentés à un certain moment d'eaux de l'Ourcq, il en est d'autres qui n'ont pas subi cette élévation dans des conditions identiques, donc, etc...

Nous avons trouvé, dans la *Semaine Médicale* de 1890, à la page 244 (chapitre Nouvelles), l'alinéa suivant, émané des bureaux de l'Hôtel-de-Ville :

« Dans le VIII° arrondissement, où la proportion des immeubles abonnés aux eaux de source par rapport aux autres propriétés bâties était de 0,78, la mortalité par fièvre typhoïde a été de 58 pour 100.000 habitants.

« Dans le IV° arrondissement, où la proportion des immeubles abonnés aux eaux de source sur le reste des propriétés bâties n'était que de 0,40, soit moitié moins environ, la mortalité par fièvre typhoïde a été seulement de 47 pour 100.000. »

Si nous rapportons ces statistiques, c'est qu'elles peuvent figurer à côté de celles de l'auteur de l'article Fièvre typhoïde du dictionnaire Dechambre, comme appartenant au même ordre de faits.

Ce n'est pas tout : ce qui se passe à la Santé, cette rareté de fièvres typhoïdes dans une prison alimentée d'eau de

Seine, n'est-ce pas là un argument de première force à opposer, comme ceux dont nous venons de parler, aux partisans de l'infection typhique par l'eau de Seine ou les eaux de l'Ourcq, ou les eaux de la Marne ?

Tout d'abord, oui, ce fait est singulier, et paraît apporter un appoint considérable aux idées de M. Arnould.

Pourquoi donc, en effet, la Seine, jouissant comme eau de boisson, d'un pouvoir typhogène considérable vis-à-vis de la population libre de Paris, ne l'a-t-elle plus au même degré quand il s'agit des prisonniers de la Santé qui n'ont pas d'autre boisson ?

Pourquoi donc, chaque année, 5 à 7 000 de ces individus restent-ils indemnes, ou presque, de fièvre continue, quoique soumis en permanence à une cause puissante d'infection ?

Les deux tiers cependant sont dans l'âge qui, de l'aveu de tous, paie le plus lourd tribut à la dothiénentérie ; avec cela, leur qualité de prisonniers les met dans un état d'infériorité vitale prononcée, comme nous l'avons démontré. N'avons-nous pas dit avec quelle facilité le bacille de Koch évolue dans ce milieu !

Est-ce à dire que fièvre typhoïde et tuberculose soient deux maladies adverses, l'une repoussant l'autre, comme on le prétendait naguère, et, de fait, nos notes de trois années ne signalent aucun typhique comme ayant pris, à la faveur de son affaiblissement profond, l'infection tuberculeuse ?

Mais aujourd'hui, nombre d'observations témoignent de la marche soit parallèle, soit successive des deux affections, Koch emboîtant le pas à Eberth, ou *vice versâ*.

Il n'y a pas à le contester, bizarre est cette immunité du détenu dans ses rapports avec la fièvre typhoïde, si l'on admet les idées de MM. Brouardel et Chantemesse, bizarres également les faits rapportés par M. Arnould, bizarres enfin les statistiques citées par nous.

Est-il impossible, néanmoins, de trouver une explication

plausible à ce que nous pourrions appeler ces exceptions, étant données les idées régnantes ?

En ce qui concerne les casernes de sapeurs-pompiers, on peut dire que si la mortalité n'a pas disparu totalement par la suppression des eaux de mauvaise qualité, cela vient sans doute de ce que le pompier n'est pas totalement reclus à la caserne, et qu'il a plus d'une occasion de boire pendant ses sorties.

Pour le deuxième argument produit par M. Arnould, on a répondu que l'état stationnaire de la morbidité dans un quartier lors d'une distribution d'eau polluée n'avait pas une valeur aussi démonstrative que son augmentation dans un autre quartier sous la même influence. Ne sait-on pas qu'à Paris, en plus de leur population domiciliée, certains quartiers jouissent encore d'une autre population, celle des travailleurs, restant là tout le jour et y prenant leurs repas. Il est facile de comprendre qu'un travailleur, placé dans cette situation, pourra prendre, dans le quartier où il travaille, la fièvre typhoïde, et n'ira pas moins grossir les statistiques de celui qu'il habite.

Quant au fait que nous avons emprunté à la *Semaine Médicale*, pareille explication ne peut lui convenir. Le IV° arrondissement est celui de l'Hôtel-de-Ville, le VIII° celui des Champs-Elysées. Le VIII° est plus riche, l'autre étant un quartier de travail et d'affaires, et cependant le VIII°, tout en ayant plus d'abonnements aux eaux de source prend davantage la fièvre typhoïde.

Voici comment nous concevons cette anomalie : le IV° arrondissement, consommant généralement beaucoup plus d'eau de rivière que le VIII°, acquiert par cela même une certaine immunité. Son acclimatement en est accru. Arrive la sécheresse, et les distributions d'eau de rivière trouvent chez lui un terrain rebelle à l'infection, mieux préparé que le VIII° à la résistance par une sorte de vaccination naturelle, permanente, qui a pu faire quelques

Radiguet.                                                                                      7

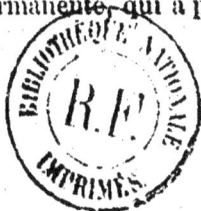

victimes au cours de son action, mais qui est destinée à empêcher une brusque éclosion de cas multipliés. — C'est là ce qu'on appelle l'acclimatement.

Cette conception, nous sommes forcé de l'appliquer à la Santé, et nous la regardons comme la seule à invoquer, si nous croyons au rôle typhogène de l'eau de Seine ou de l'eau de l'Ourcq.

Si, en effet, l'acclimatement diminue les chances d'infection typhique, nul doute que la population de la Santé ne soit moins vulnérable que la population libre qui compte chaque jour parmi elle des nouveaux venus de la province ou de l'étranger et qui ne subit que pendant une légère fraction de l'année des eaux condamnées par l'hygiène.

N'avons-nous pas vu dans une autre partie de notre thèse que le détenu est un type d'acclimaté, en ce sens que la prison est sa demeure habituelle, celle où il revient sans cesse, et en ce sens aussi que sa vie d'homme libre, entre deux condamnations, se passe à Paris qu'il ne saurait quitter, dans une misère continuelle ; il mange alors aussi maigrement que possible et, comme boisson, il doit sans doute se contenter d'eau simple, de quelque provenance qu'elle puisse être (Ne sait-on pas d'ailleurs que même les fontaines Wallace peuvent être alimentées d'eau de Seine ; cette année encore, pendant l'été, il était protesté contre cet état de choses.)

Or, de l'aveu général, l'acclimatement confère une certaine immunité.

Même M. Chantemesse a recouru à cette donnée, pour rallier à sa théorie un fait qui paraissait lui être opposé, et que nous rapportons.

En juin 1889, on avait distribué de l'eau de Seine aux XIIIᵉ, XIVᵉ, XVᵉ et XVIᵉ arrondissements, et la mortalité dans ces quartiers avait été trois ou quatre fois plus élevée que dans le reste de la ville [1].

(1) Chantemesse. *Société médicale des hôpitaux*, 13 décembre 1889.

Du 10 au 30 septembre suivant, nouvelle distr bution d'eau de Seine ; mais cette fois-ci la mortalité fut loin d'atteindre la même proportion, et M. Chantemesse en tira cette conclusion que les habitants furent moins frappés parce qu'ils avaient acquis une certaine immunité.

Mais comment s'obtient cette immunité ?

Pour M. le professeur Bouchard, l'immunité de l'acclimatement est le résultat d'une série de petites atteintes de la maladie à peine perçues (1).

Avec ce maître incontesté, nous croyons que c'est là le mécanisme de l'immunité, autrement dit de l'acclimatement. Somme toute, c'est une vaccination naturelle, résultant probablement de l'absorption, par des sujets vigoureux, résistants, de petites, de minimes quantités de substance morbigène.

Nous savons que dans une maladie du genre de la dothiénentérie, il existe deux facteurs : 1° le microbe, 2° l'organisme ; l'assailli et l'assaillant.

L'assailli peut avoir des points faibles dans sa défense (d'où résistance plus ou moins soutenue) ; l'assaillant de son côté peut être plus ou moins nombreux, plus ou moins vivace, question de virulence, question de quantité (d'où attaque plus ou moins forte).

Force ou faiblesse de l'infecté, force ou faiblesse du microbe, donnent suivant leur combinaison, la physionomie générale de l'atteinte.

Il est facile de concevoir par le raisonnement une situation telle que tout l'avantage soit à l'organisme, tout le désavantage à son ennemi, répondant ainsi à l'explication de M. Bouchard.

Mais jusqu'ici nous sommes resté sur le terrain des idées générales en ce qui touche la Santé ; entrons dans le domaine des faits.

(1) Bouchard. *Association pour l'avancement des sciences.* Session de Nancy, 1886.

Depuis les travaux de l'école française au début du siècle, l'entité de la fièvre typhoïde est hors de doute et de contestation ; mais combien variable d'aspect et d'évolution, suivant les individus, cette maladie qui peut revêtir tantôt une gravité exceptionnelle (état adynamique, ou ataxo-adynamique), tantôt une allure bénigne (typhoïdette de Lorrain), avec toute une série de cas intermédiaires pour relier les extrêmes. Au dire de certains médecins, l'embarras gastrique fébrile serait un des anneaux de cette chaîne si variée (Rendu. Cours de la Faculté de médecine, année 1885. Chantemesse. *Semaine médicale*, p. 421). — (Embarras gastrique et eau de Seine).

Ce n'est pas chose inutile par conséquent de rechercher la fréquence de cette dernière affection à la prison de la Santé.

Disons-le de suite, nous savions avant tout examen de statistique, que l'embarras gastrique était une maladie se voyant très souvent chez le détenu.

Comme statistiques nous n'avons que celles portant sur les malades de l'infirmerie, et encore jusqu'à 1880 seulement ; mais combien viennent à la consultation journalière, et reçoivent un traitement à suivre en dehors des salles d'infirmerie !

| Années | Embarras gastrique | Années | Embarras gastrique |
|---|---|---|---|
| 1867 | 15 | 1874 | 25 |
| 1868 | 34 | 1875 | 20 |
| 1869 | 109 | 1876 | 11 |
| 1870 | 48 | 1877 | 24 |
| 1871 | 13 | 1878 | 34 |
| 1872 | 61 | 1879 | 20 |
| 1873 | 26 | 1880 | 4 |

Quelle valeur présentent ces statistiques ? Il est assez rare, à un moment donné, de porter à faux le diagnostic fièvre typhoïde, tant s'impose dans la généralité des cas cette maladie : en est-il de même pour l'embarras gastrique?

Sans ce point d'interrogation, nous aurions là un argument d'une certaine amplitude, nous permettant de mieux comprendre la rareté de l'affection typhique chez nos prisonniers.

Et, maintenant, que conclure de ce que nous avons dit ? Nous est-il permis d'avancer que les cas de fièvre typhoïde qui se produisent à la Santé sont dus à l'eau de Seine, leur rareté dépendant uniquement de l'acclimatement? Nullement ; nous pouvons tout au plus dire que c'est là une hypothèse plausible, induite d'observations des plus sérieuses et qui ont pour elles l'autorité de noms illustres. Aller plus loin nous exposerait à des interprétations plus ou moins probables, et nous serions démenti par l'épidémie dernière.

Nous nous souvenons que la distribution d'eau bouillie ou de tisane a eu lieu seulement à partir du 9 juillet, accompagnée de l'interdiction de l'eau ordinaire à titre d'eau de consommation.

Or, si nous consultons les tableaux de morbidité typhique à Paris correspondant à une période de distribution d'eaux mauvaises (Seine, Ourcq, Marne), nous trouvons que l'augmentation qui s'y produit arrive environ dix à douze jours après cette distribution et atteint son apogée trois à quatre semaines après le début.

Si l'épidémie de la Santé est due à l'eau de Seine, il est juste de penser qu'elle se déroulera dans des conditions analogues.

En a-t-il été ainsi ? Eh! bien, non : nous voyons en effet que l'épidémie a cessé brusquement le 5 juillet, alors qu'elle devait continuer jusqu'aux 19 et 20 juillet, les individus contaminés par l'eau avant le 9 juillet demandant une période d'une dizaine de jours pour s'aliter.

Et encore, lorsque nous parlons du 5 juillet, sommes-nous très large, car nous aurions pu, à juste raison, éli-

miner le malade entré le 5 à l'infirmerie, comme susceptible d'avoir été contaminé partout ailleurs qu'à la Santé,
son incarcération ayant eu lieu le 27 juin, soit sept jours
seulement pour l'incubation. Même raisonnement à appliquer au n° 8 du tableau, entré à la Santé le 19 juillet et à
l'infirmerie le 26 du même mois; donc même élimination.

Ainsi réduite, notre épidémie nous apparaît très nette
en ses limites, commençant le 7 juin et finissant brusquement le 2 juillet, une semaine entière avant la suppression de l'eau naturelle. Entre ces deux dates, 7 juin
et 2 juillet, il entre par semaine une moyenne de 2 typhiques à l'infirmerie : dans la semaine du 2 au 9 juillet,
1 seul détenu tombe malade au lieu de 2, et ce malade est
au moins douteux quant à l'endroit où il a pu se con-
taminer; dans la semaine du 9 au 16 juillet, aucun
typhique ne se présente, et cependant, dans l'hypothèse
de la propagation par l'eau, cette semaine appartenait
encore à l'épidémie et devait fournir son contingent de
2 malades comme les semaines précédentes.

Autre fait allant aussi à l'encontre de la contamination
par l'eau : un dernier cas se produit le 3 août sur un prisonnier incarcéré le 25 mai précédent, soit vingt-six jours
entre l'alitement et la contamination. Je qualifierais volontiers cette incubation d'exceptionnelle. Je sais bien qu'on
me dira que, malgré la distribution d'eau bouillie et de
tisane, il a pu, enfreignant la défense faite, boire de l'eau
ordinaire ; mais alors rien non plus n'empêche de dire
qu'il n'a pas été le seul à agir ainsi, et cependant, seul il
est tombé malade. A remarquer que ce dernier infecté
appartenait à l'atelier des poupées!

Pour tous les motifs que nous venons d'exposer, nous
nous croyons autorisé à rejeter le rôle de l'eau de Seine
dans l'épidémie de 1892.

Il nous faudrait croire, pour l'admettre, que vers la fin
de mai et le commencement de juin l'eau de Seine s'est
montrée spécifiquement morbigène, à un plus haut point

que d'habitude, et ce passagèrement; encore resterait-il à se demander comment l'immunité habituelle du détenu a pu fléchir dans des proportions si restreintes, étant donnée une cause si puissante d'infection.

Du moment que cette troisième cause de la fièvre typhoïde ne nous satisfait que médiocrement, je veux dire la contamination par l'eau de Seine, il nous faut examiner la spontanéité morbide.

D. *De la spontanéité typhique à la Santé.* — La spontanéité morbide est une vieille idée qui a existé bien avant les doctrines microbiennes.

M. le professeur Peter, voulant se soustraire à la tyrannie des microbes, faisait de la fièvre typhoïde une maladie d'auto-infection, d'auto-intoxication; en un mot, il créait l'auto-typhisation.

Ce n'est pas ainsi que nous admettons la spontanéité morbide.

Sans refuser à l'organisme une grande part dans le déterminisme des affections, nous croyons que seul il ne peut engendrer une maladie infectieuse comme la fièvre typhoïde.

Malgré l'autorité de M. le professeur Peter, nous refusons ses conceptions. D'autres, sous le nom de microbisme latent, ont compris de toute autre façon la spontanéité morbide; M. Arnould est de ces derniers.

C'est la théorie du microbisme latent de la tuberculose, adaptée au bacille d'Eberth; mais M. Chantemesse, dans le Traité de médecine de Charcot et Bouchard, page 723, écrit les lignes suivantes contre cette théorie : « On n'a jamais pu, que je sache, signaler chez des individus bien portants la présence du bacille d'Eberth. »

Mais si ce bacille est éliminé par ces lignes de la théorie du microbisme latent, quoi de plus facile que de lui substituer le bacillus coli, hôte habituel et par millions de notre intestin ?

Les travaux de l'école lyonnaise rendent vraisemblable

cette hypothèse, qui aurait encore pour elle et en sa
fa veur ce que l'on sait du pneumocoque et du bacille de
la diphtérie.

Dans notre cas particulier relatif à la Santé, cette
théorie expliquerait à merveille les fièvres typhoïdes
isolées, se produisant chez des détenus incarcérés depuis
longtemps. Il se passerait là ce qui arrive avec l'érysipèle : M. Variot a publié des faits d'érysipèle, survenant
chez des prisonniers incarcérés depuis plus d'un mois et
habitant le quartier cellulaire.

Mais, nous devons l'avouer, quand il s'agit d'un mouvement épidémique, il est difficile d'admettre le réveil
des microbes, d'une façon simultanée, chez beaucoup
d'individus à la fois, sans faire intervenir l'influence de
causes extérieures.

Dans notre épidémie de 1892, on pourrait songer à la
chaleur ; mais cette cause eût agi sur un groupe plus
étendu de détenus, et la chaleur a continué longtemps
après que l'épidémie était terminée.

Comme résumé de toute cette discussion, écrivons que
nous sommes surpris de la rareté de la fièvre typhoïde à
la Santé ; écrivons encore que, pour cette maison, cette
maladie ne nous semble pas due aux eaux de Seine ; écrivons enfin que la contagion peut expliquer certains faits,
que le microbisme latent peut s'appliquer aux cas primor-
diaux, que, par conséquent, ce qui nous semble le plus
probable, c'est l'association de ces deux facteurs : 1° spontanéité morbide ou microbisme latent pour le fait initial ; 2° contagion directe ou indirecte pour les faits
secondaires.

# CONCLUSIONS.

1° Il nous parait certain que la fièvre typhoïde a sou-vent pour cause, lorsqu'il s'agit d'épidémies circonscrites, l'absorption d'eaux potables souillées de façon banale ou spécifique.

2° De 1883 à 1889, le bacille d'Eberth a été regardé comme l'agent spécifique de la fièvre typhoïde, et l'eau a paru son véhicule le plus ordinaire.

3° Depuis 1889, une nouvelle école a surgi qui a relégué au second plan le bacille d'Eberth, donnant le rôle capital au coli bacille ; le microbe d'Eberth ne serait plus que ce dernier modifié par son passage à travers l'organisme réagissant suivant un ensemble de symptômes qui cons-tituent le tableau de la fièvre typhoïde.

4° Le pouvoir pathogène de l'eau de Seine, et sous cette rubrique nous comprenons les eaux de l'Ourcq, de la Marne, présente en sa faveur de nombreuses publications faites surtout depuis 1887, et dues à MM. Brouardel, Chan-temesse, Widal, Régnier, Vaillard.

5° Les prisons de Paris paraissent échapper au pouvoir typhogène de l'eau de Seine. Pour la prison de la Santé en particulier, alimentée d'eau de Seine toute l'année, nous croyons avoir démontré de façon évidente son immunité relative vis-à-vis de la fièvre typhoïde ; disons néanmoins que si cette maladie frappe moins le détenu que le Parisien libre, elle est en progression cependant depuis 1867.

6° Si le pouvoir typhogène de l'eau de Seine est admis définitivement, il reste à expliquer les faits rapportés par M. Arnould (Dictionnaire Dechambre), le fait que nous avons emprunté à la *Semaine médicale*, enfin ce qui se passe à la Santé.

7° L'acclimatement est-il suffisant pour nous rendre compte de l'immunité relative à ces derniers faits? Cette immunité est-elle surtout suffisante en ce qui concerne la Santé? Poser la question n'est pas la résoudre. Nous croyons, nous, que si l'eau de Seine jouissait d'un pouvoir typhogène aussi intensif qu'on a bien voulu le dire, le résultat serait à la Santé de plus de 3 à 5 cas.

Quant à croire que l'eau de Seine a perdu sa nocivité par son passage à travers les appareils de filtration dont nous avons parlé, cela n'est pas possible. Nous avons vu de plus qu'en ce qui concerne l'épidémie de 1892, il est impossible d'invoquer le rôle de l'eau.

8° Si les cas de fièvre typhoïde à la Santé ne relèvent pas de l'eau de Seine, ils ne relèvent pas non plus d'émanations dues à des foyers putrides.

9° La contagion nous a paru parfois très probable ; la chose est au moins susceptible d'être soutenue et, en ce qui concerne l'épidémie de 1892, elle ne nous semble pas douteuse pour le détenu-infirmier en particulier ; mais il en est d'autres (les cas isolés) qui demandent une autre explication.

10° Cette explication, la doctrine de la spontanéité morbide, adaptée à virulence du coli bacille, peut nous la donner ; elle nous est indiquée d'ailleurs par l'exclusion de toutes les autres causes. Nous nous y rattacherions volontiers.

Néanmoins, nous croyons qu'il est difficile de préciser d'une façon absolue la genèse de la fièvre typhoïde à la Santé. C'est là notre dernier mot.

# EPIDÉMIES

OÙ L'EAU SOUILLÉE A ÉTÉ INVOQUÉE A TITRE DE CAUSE
ESSENTIELLE.

Dans un village. — Dupré, Journal de physiologie de Magendie, 1823.
Id. — John Harley. Edimb. med. a. surg. Jour., 1836, p. 60.
Vienne. — Mosny. d'après Drasche.
Bourg-en-Bresse. — Vaillard, du Val-de-Grâce.
Mirande. — Id.
Châtellerault. — Id.
Melun. — Id.
Cherbourg. — Id.
Zurich. — Cramer et V. Wyss.
Genève. — Dunant.
Fièvre typhoïde dans l'armée. — Statistiques du ministère de la
    Guerre.
Clifton. — Budd.
Ecton. — Buchanan.
Caterham et Red-Hill. — Thorne.
Couthuin. — Bulletin de l'A      ie de médecine belge, 1881.
Oléron. — Pineau.
Clermont-Ferrand. — Brouardel et Chantemesse.
Auxerre. — Dionis des Carrières.
Wolfskirchen. — Knopff.
Dans une caserne. — Chalais.
Id. — Immermann.
B'schoffsheim. — Fayet.
Lyon. — Rollet.
Fontenay-le-Comte. — Id.
Lille. — Hallé.
Neufchâtel. — Guillaume.
Angoulême. — Roux.
Village de Colmar. — Schmitt.
Pont-d'Essey. — Blanchet.
Une vingtaine dans le livre de M. G. de Mussy.
Châtillon-sur-Seine. — Bourée.
Neuville-sur-Saône. — Rondet. Dictionnaire Dechambre.

Compiègne. — Pineau.

Joigny. — Longbois.

Bordeaux. — Fleury. Dictionnaire Dechambre.

Genève. — Vulliet. Id.

Lausanne et Ouchy. — De Cerenville.

Orléans. — Patay. Dictionnaire Dechambre.

Terling. — The Lancet, 1868.

Vincennes. — Dictionnaire Dechambre.

Vaisseau École le Cornwall. — Gazette hebdomadaire, p. 725, 1871.

Dundee. — Maclagan, 1864-65.

Mansfield. — Brown.

Burlington. — Leconte.

Maubeuge. — Sculfort.

Soleure. — Dictionnaire Jaccoud.

Reinhardsdof. — Küchenmeister.

Gunnislake. — Blaxall.

Mûmsingen. — Quincke.

Village de Buffalo. — Flint.

Nabburg-en-Bavière. — Proels.

Croydon. — Carpenter.

Guildfort. — Buchanan.

Stuttgart. — Burkart.

Berne (moulins d'avoine). — Biermer.

## ÉPIDÉMIES

### PROPAGÉES PAR UN COURS D'EAU.

Bonnel-sur-l'Esches. — Observation de Bailly citée par Bouchard.

Nunney. — Lancet, 18 janvier 1873.

Kingswood. — Budd, 1868, The Lancet.

Pont-d'Essey. — Dr Friot, 1880.

Caterham. — Thorne.

Berne (moulins d'avoine). — Wittembach.

Châtillon-sur-Seine. — Bourée.

## ÉPIDÉMIES

### CESSANT PAR SUPPRESSION D'UNE EAU INCRIMINÉE.

Couvent des sœurs de la Miséricorde à Munich, 1860. — V. Gielt.

Élterlein-en-Saxe, 1872. — Thèse de Knopff. Nancy, 1875.

Wolfskirchen. — Id.

Côte-Bidon. — Baraduc. 1876, Revue d'hygiène, p. 26, 1881.

Relatée par Jaccoud d'après Dace. — Académie de médecine, 1877.

Valleryathall. — Knopff. Thèse de Nancy, 1875.

Petit-Saconnex. — A. Pasteur, Suisse Romande, 1881.

Lausen. — Haegler, cité par M. Bouchard. Congrès de Genève.

Chaumont. — Brouardel. Revue scientifique, n° 9, p. 237.

Halle (asile), 1871. — Observation de Zuchschwerdt. Dictionnaire
      Jaccoud.

Auxerre. — Dionis des Carrières.

## ÉPIDÉMIES

### PAR LE LAIT INFECTÉ.

Cambridge. — Massachussets. Boston, med. and. surg. Jour., 19 juil-
      let 1888.

Nimègue. — Janssens, 1888. Semaine médicale, 1889.

Islington. — Ballard, 1870. Med. Times and gaz., 1870, p. 112.

Porstmouth. — Brit. med. Jour., 1881.

Hart. — Congrès international de médecine, 1881 (50 obs. sembl.)

Marylebone. — Brit. med. Jour., 16 août 1873. Taylor, Édimbourg,
      med. Jour., 1858.

Leeds et Glascow. — Russel et Robinson.

Volverhampton. — Brit. med Jour., septembre 1873.

Brighouse. — Britton. The Lancet, 6 septembre 1873.

## ÉPIDÉMIES

### OU ON A TROUVÉ LE BACILLE D'ÉBERTH DANS L'I AU INCRIMINÉE.

Pierrefonds. — Brouardel et Chantemesse.

Joigny. — Longbois.

Dans une ferme. — Dionis des Carrières et Féréol.

Pont-Faverger. — Doyen et Lajoux.

Paris. — Chantemesse, dans l'eau d'une borne-fontaine ; Thoinot, eau
      de Seine ; Loir, id.; Vaillard, id.; Vincent, id. ; Miquel, id.

Saint-Brieuc. — Marty.

Collège de Cluny. — Morat et Arloing.

Lycée de Quimper. — Thoin o.

Sezanne. — Macé.

Village de Toulouze. — Bezy.

Beaujon. — Fernet, eau de Seine.

Trouville et Villerville. — Brouardel et Thoinot.

Cherbourg. — Vaillard.

Mirande. — Id.
Bourg-en-Bresse. — Id.
Châtellerault. — Id.
Melun. — Id.
Coïmbre. — Da Camara, Mello Cabral et da Rocha.
Alger. — Péré.
Clermont-Ferrand. — Broua del et Chantemesse.

## ÉPIDÉMIES

### OU LE BACILLE D'ÉBERTH N'A PU ÊTRE TROUVÉ, QUOIQUE RECHERCHÉ.

Zurich. — Cramer et V. Wyss, eau de la Limmat.
Genève. — Dunant.
A étiologie complexe. — Arnould. Revue d'hygiène, 1891.
Camp des Lanciers. — Rietsch, eau de la Font-Marignane.
Hambourg. — Simmonds.
Verjon. — Thèse de Vallet, 1892.
Épinay. — Charrin trouve le coli bacille.

## ÉPIDÉMIES

### ATTEIGNANT UN GROUPE SEUL AU MILIEU D'UNE AGGLOMÉRATION.

Lorient. — Chantemesse.
D'une caserne. — Immermann.
Clifton. — Budd.
Richmond Terrace. — Murchison.
Asile de Halle, 1871.
Couvent des sœurs de Charité à Munich. — Von Gielt.
Collège de Beaupréau. — Farge, d'Angers.
Collège de Cluny. — Rollet.
Lycée de Quimper. — Thoinot.

## ÉPIDÉMIES

### OU L'INFLUENCE DES PLUIES S'EST MANIFESTÉE.

Compiègne. — Semaine médicale, février 1886, p. 51.
Dans une ferme. — Dionis des Carrières (cité par Féréol, Société de médecine des hôpitaux, 30 janvier 1891.
Lorient. — Société médicale des hôpitaux. Chantemesse, 6 février 1891.
Clermont-Ferrand. — Chibret et Augieras. Société de médecine des hôpitaux, 27 mai 1887.

Liverdun. — Thèse de Lebon. Nancy, 1634.

Leeds. — Rapporté par Fonssagrives, Hygiène et assainissement des villes.

Prison de Kaisheim. — Dictionnaire Jaccoud, 1881.

Terling. — Id.

Northampton. — Id.

## A LA SUITE D'INONDATION.

Sulzbach, 1870-71. — Dictionnaire Jaccoud, 1884.

Ébersbach, 1874-75. — Id.

Constance, 1876. — Id.

# ÉPIDÉMIES

### OU LA SÉCHERESSE A ÉTÉ INCRIMINÉE.

Dans un village. — Relatée par John Harley, 1836.

d. Id., par Dupré.

Neuhausen, 1886. — Dictionnaire Jaccoud.

Village les Hauts. — Baraduc.

# INDEX BIBLIOGRAPHIQUE

ALISON. — Arch. de méd., 1880, t. V, p. 5.

ARLOING. — Congrès int. d'hyg. et de démog. Londres, 1891 ; pour MM. Rodet et Roux.

ARNAULT. — Thèse de Paris, 1855.

ARNOULD (J.). — Art. F. Ty. du Dict. Dechambre, 1888. — Gazette méd. de Paris, 1874 et 1875. — Revue d'hyg., avril 1891. — Bulletin médical du Nord (juillet 1881 et juin 1882).

ARNOULD (J.) et KELSCH. — Rec. de mém. de méd. et de pharm. milit., 1888, t. 20, p. 17.

ARNOULD (EMILE). — Thèse de Lille, 1889.

ARTAUD. — Thèse de Paris, 1885.

BALLARD. — Med. Times and Gaz., p. 112, 1870. — Brit. méd. jour., 30 août 1879, p. 237.

BARADUC. — Revue d'hyg., 1881, p. 26.

BARBERET-BURLUREAUX et CHOUET. —

BECHMANN. — Revue d'hyg., 20 déc. 1887.

BERTILLON (J.).—Thèse de Paris,1882.An. de dém. intern. 1880,p.187à190.

BERTHET. — Thèse de Paris, 1878.

BERTIN-SANS. — Montpellier med., 1er janvier 1890.

BIERMER. — Congrès de Zurich, 4 nov. 1872.

BIOT. — Etude sur la F. typ. à Mâcon, Mâcon, 1883.

BLANCHET. — Thèse de Paris, 1875.

BOISSARIE. — Association franç. pour l'avancem. des sciences. — Toulouse, 1887 (Semaine méd., sept. 1887, p. 392.

BŒCKEL (DE). — Gaz. méd. de Strasbourg, 1864.

BOENS. — Bull. de l'Acad. royale de méd. belge, 1883, p. 176 à 221.

BOUCHARD. — Congrès int. des scienc. méd., Genève, 1877. — Leçons sur les auto-intoxications. — Association pour l'avanc. des scienc. (Nancy), 1886. — Etiol. de la F. typ. Paris, 1877. — Revue de méd., 1881, p. 671.

BOUDET. — Acad. des sciences, 16 nov. 1874.

BOURÉE. — Épid. de Châtillon-sur-Seine, citée par Siredey, rapport à l'Acad. de méd. sur ép., 1884.

BOUTTEUX. — Thèse de Lille, 1882.

BRETONNEAU. — Arch. gén. de méd. XXI, 1829.

BRICHETEAU. — Mém. de l'Acad. de méd. sur les épid., 1838.

BRITTON. — The lancet, 10 sept. 1873.

BROUARDEL. — Ann. d'hyg., p. 100 ; troisième série, t. XVII, 1886. — Congrès de Vienne, 20 sept. 1887. — Revue scientifique, n° 9, p. 257, 1887. — Annal. d'hyg., 1882, 3e série, t. XVIII, p. 562.

BROUARDEL et THOINOT. — Ann. d'hyg. publ., 1891.

BRUGÈRE (J.-J.). — Thèse do Paris, 1879.

BUCHANAN. — Ep. d'Ecton, the Lancet, 1873.

BUDD. — Med. Times and Gaz. Juin, août 1874. — Typhoid fever, its nature, mode of spreading and prevention (London 1873). — The Lancet, 1859, p. 432.

BUTTER. — Vierteljahrsschrift für Gerichtliche Medicin und öffentliche sanitaetsweren (avril 1883), nouv. série XXXVIII, p. 288.

CADET DE GASSICOURT. — France méd., 1880, p. 474.

CAMERON (C.-A.). — The Dublin. jour. of med, sc., 1879, p. 1.

CARRON. — France méd., 1877, p. 540.

CARADEC. — Revue d'hyg., p. 379.

CARPENTER. — Brit. med. jour., p. 632; 1875.

CHALALS. — Semaine méd., 1889. — Congr. int. d'hyg. et de démog., 4 août 1889.

CHANTEMESSE. — Soc. méd. des hôp., 6 février 1891, 13 déc. et 8 nov. 1889. — Art. F. ty. du Traité de méd.. Charcot et Bouchard. — Sem. méd. 1889, p. 421. — Société de biologie, 6 nov. 1891.

CHANTEMESSE et WIDAL. — Acad. de méd., 13 oct. 1891.

CHANTEMESSE et WIDAL et DREYFUS BRISSAC. — Gaz. hebd. de méd. et chir., 5 nov. 1886, p. 796.

CHARRIN. — Ann. d'hyg., 1886, p. 420. — Ann. d'hyg., 1887, p. 320 à 329.

CHAUFFART. — Acad. de méd., 1877.

CHIBRET et AUGIERAS. — Soc. méd. des hôpitaux, 27 mai 1887.

CÉRENVILLE (DE). — Suisse Romande, 1883, p. 630, t. II.

CLIN (E.). — Thèse de Paris, 1854.

COLIN (L.). — Ann. d'hyg. et de méd. lég., oct. 1874 et janv. 1875.

CORNIL. — Commun. à l'Acad. de méd. pour Chantemesse et Widal 29 mars 1887. — Rapport au Sénat, 1890.

COULBAUT. — Thèse de Paris, 1854.

COUSOT. — Etude sur l'étiol. de la F. typ (Bruxelles, 1874 Manceaux.

CRAMER et WYSS. — Semaine méd., 1885, p. 310.

CZERNICKI. — Rec. de mém. de méd. et de pharm. milit., 1878, p. 385.

DAGA. — Mém. sur la F. typ., Nancy, 1878.

DAREMBERG. — Journal des Débats, 1887.

DEBAUSSEAUX. — Note sur la F. typ., Rouen, 1870.

DEBOVE. — Gaz. hebd. de méd. et chirurg., 19 mars 1886.

DEGHAYE. — Thèse de Paris, 1878.

DEVANS. — Lyon méd., 6 sept. 1885.

DIEULAFOY. — Thèse de Paris, 1872.

DIONIS DES CARRIÈRES. — Gaz. méd. de Paris, p. 1141, 1881 ; Union
     méd., 13 mai 1882. — Soc. des hôpit., 30 janv. 1891, p. 24.

DOYEN et LAJOUX. — Acad. de méd., 25 févr. 1890.

DUMAS (L.). — Thèse de Paris, 1877.

DUMAS. — Gaz. hebd. de Montpellier, 1882, n° 44.

DUNANT. — Revue méd. de la Suisse Romande, 1884.

DUPRÉ. — Journal de physiol. de Magendie, 1823.

DURAND-CLAYE. — Acad. de méd., 31 mars 1885.

FAYET. — Thèse de Paris 1858.

FERGUS. — Brit. med. jour., 30 août 1870, p. 336.

FERNET. — Société méd. des hôp., 13 mai et 28 oct. 1887. — France
     méd., 1881, p. 327 à 330.

FÉRÉOL. — Soc. méd. des hôp., 30 janv. 1891. — Union méd.,
     15 mars 1883.

FONSSAGRIVES. — Hyg. et assainissem. des villes, Paris, 1884, p. 448.

FOSBROKE. — Sanitary Record, n° 280, p. 251, janv. 1881 ; et n° 303,
     p. 259, déc. 1882.

GALLET. — Bull. de la Soc. méd. de Reims, 1875, n° 13, p. 53.

GASSER. — Thèse de Paris, 1890.

GAUTHIER. — Société de méd. de Genève, 3 déc. 1878.

GENDRON. — Arch. gén. de méd. XX, 1829. — Journ. des conn. mé-
     dico-chirurg., 1831.

GIBERT. — Revue d'hyg., p. 1732, sept. 1881.

GIBERT. — Thèse de Montpellier, 1881

GILBERT et GIRODE. — Société de Biologie, 2 mai 1891.

GINTRAC H. — Bullet. de l'Acad. de méd., juillet 1863, p. 944.

GRAZAIS. — Thèse de Paris, 1858.

GREEN. — The Lancet, 8 déc. 1883.

GRIESINGER. — Traité des malad. infect. (annot. par Vallin, 1877).

GUILLAUME. —

GUÉRIN. — Acad. de méd., 11 sept. 1874.

HŒGLER. — Arch. für Klin. med., B-d, VI, 1872.

HARDY et BÉHIER. — Traité de path. int., Paris, 1880.

HART. — Cong. int. des sc. méd. (Londres, 1881). — Annales d'hyg.
     publ., 1881, t. VI, p. 239

HART et CORFIELD. — Med. Times and Gaz., 16 et 23 août 1873.

HARRINGTON. — Boston med. and surg. jour., 19 juillet 1888.

HOMOLLE. — Rev. des sc. méd. de Hayem, 1877, t. X.

HOCHARD. — Union méd., 1877, p. 409.

IMMERMANN. — Corresp. Blat für Schweiz aerzte, n° 23, p. 697.

JACCOUD. — Gaz. des hôpit., 8 mai 1888.

— Acad. de méd., 17 avril 1877. — Traité de pathol. intern., 7e édit., 1883, t. III. — Cliniques médicales.

JŒGER. — Revue d'hyg., nov. 1881.

JENNER WILLIAM. — The Lancet, 20 fév. 1875, p. 259.

JOLICLERC. — Thèse de Paris, 1854.

KNOPFF. — Thèse de Nancy, 1875.

KOSTLIN (O.). — Med. corresp. Blatt. d. Würtemb. aerzte. Vereins, 28 janv. 1873.

LAGREULA. — Thèse de Paris, 1854.

LALOURCEY. — Thèse de Paris, 1854.

LAPEYRE. — Journ. de méd. de l'Ouest, t. IX, 1875.

LAVERAN et TESSIER. — Eléments de path. et de clin., t. I, 1883.

LASSIME. — Thèse de Paris, 1890.

LECUYER. — Revue d'hyg., 1883. — Union méd. et sc. du Nord-Est, Reims, 1883.

LEBON. — Thèse de Nancy, 1884.

LEFEBVRE. — Bulletin de l'Acad. royale de méd. de Belgique, n° 2, 1881, p. 142 à 1., t 200 à 227.

LÉPINE. — Lyon médical, 1883, p. 445.

LEREBOULLET. — Gaz. hebd. de méd. et chirurg., 15 janv. 1886.

LETULLE. — Soc. méd. des hôp., 8 nov. 1889.

LEURET. — Arch. gén. de méd., XVIII, 1828.

LIVACHE. — Soc. de méd. publ., 1890.

LONGBOIS. — Des conditions typh. d'un groupe de maisons à Joigny. Octave Doin, Paris, 1886.

MACAIGNE. — Thèse de Paris, 1892.

MARTIN. — Jour. de méd. de Bordeaux, 5 fév. 1888.

MARTY. — Acad. de méd., 4 sept. 1888.

MESNIL (O.). — Ann. d'hyg. publ., 1890 et août 1891.

MEUSNIER. — Union méd. du Nord-Est, juillet 1881.

MEYNET. — Lyon méd., 10 janv. 1875, p. 46.

MICHEL. — (Ed.) Delahaye, Paris. 1884.

MIQUEL. — Manuel prat. d'anal. bactér. des eaux. Paris, 1891.

MOLITOR. — Archives de méd. belges, 1872 et 1874.

MONOD (H.). — Revue d'hyg., janv., fév. et mai 1891.

MOSNY. — Revue d'hyg., 1888.

MOURAILLE. — Thèse de Paris, 1854.

MURCHISON. — De la F. tyhp. (Traduction, N.G. Mussy), Paris, 1878. —

Rapport à la Soc. roy. de méd. et chirurg., mars 1858.

Mussy (Noel Guéneau de). — Clinique méd., t. III, Paris, 1884. — Rech. hist. et crit. sur la proph. de la F. ty., Paris, 1876. — Ann. d'hyg., 1883, p. 285 à 290. — Tribune méd., 1882, p. 579.

Nicolas. — Revue méd. de la Suisse Romande, p. 439, 1883.

Nis iker. — Corresp. Bla't fur Schweiz aerzte, janv. 1879.

Oglesby. — Brit. med. journ. janv. 1880.

Ogston. — Glas. med. journ. 1875, p. 353.

Ollivier. — Etudes d'hyg. publ., Paris, 1891. — Rapp. au Conseil d'hyg., 1888.

Parkes. — A. Manual of pratical, hy., 1873.

Pasteur. — Revue méd. de la Suisse Romande, n° 2, 1881.

Peter. — Gazette des hôp., 14 et 17 juill. 1888. — Acad. de méd. 1886.

Perraud. — Lyon méd., 1874, t. XVI, p. 5.

Piedvache. — Bulletin de l'Acad. de méd., 1850.

Pietra Santa. — Acad. de méd., 5 sept. 1882.

Pineau. — Assoc. franç., pour l'avanc. des sc., 13 août 1883.

Poincarré. — Gaz. des hôpit., p. 1073, 1882.

Proust. — Traité d'hyg., 2ᵉ édit., p. 785.

Pouchet (G.). — Ann. d'hyg., févr. 1888. — Sem. méd., 15 déc. 1886.

Post (J.). — New-York med. Journ., janv., 1877.

Quincke. — Corresp. Blatt. fur schweiz aerzt, 15 avril 1875, n° 8.

Réaux (Victor). — Thèse de Paris, 1881.

Régnier. — Recueil de mém. de méd. et de pharm. milit., 1886.

Rémilly — Thèse de Paris, 1855.

Rodet et Roux. — Province médic., 30 nov. 1889. — Soc. méd. des sc. de Lyon, 1889. — Soc. de biol., 1890. — Soc. des sc. méd. de Lyon, 1892.

Rondet (H.). — Lyon méd., 13 déc. 1885.

Roux. — Arch. de méd. milit,, 1889.

Russel. — Glascow med. jour., août 1880. — Med. Times and Gaz., 1875, p. 472.

Schmitt. — Journal de méd. de Bruxelles, 1861.

Schoofs. — Thèse de Paris, 1890-91.

Schrieck. — Gaz. des hôp., 1875, p. 397.

Sculfort. — Arch. de méd. milit., 1876.

Sevestre. — Progr. méd., n° 1, 1877.

Sorel. — Union méd., sept. et oct. 1881.

Spiess (Alex.). — Typhus und Trinkwasser. (Deut. Vierteljahrschrift für off. Gesundhestopel, 1874, p. 154).

Stewart. — Brit. med. Jour., 1877, et med. T. and Gaz., 1879.

STONE. — Tr. Maine, med. ass., 1878, p. 383 à 399.

STRANGE (WILLIAMS). — Med. Times and Gaz., 20 juin 1874.

STRAUSS et DUBARRY. — Arch. de méd. expér., I, 1889, p. 5.

TAYLOR et SHAKESPEARE. — Med. news, 16 mai et 20 juin 1885.

TESSIER. — Associat. pour l'avanc. des sc., Rouen, 1883.

THOINOT. — Acad. de méd., 5 avril 1887.

THORNE. — Brit. med. journ., 17 janv. 1880. — Brit. méd. journ, 1879

TOUPET. — Gaz. des hôp., 25 juin 1887.

TRYDE. — Sem. méd., 1885, p. 155.

TRIPE. — Brit. méd. journ., 4 janv. 1879.

TURNS (GEORGES). — Brit. med. journ., 1881.

VAILLARD. — Sem. méd., 1890. — Soc. méd. des hôp., 8 nov. et
    13 déc. 1889. — Sem. med., 1889.

VALENTINER (TH.). — Deutsche Klinik, 1874, nos 47, 48, 49. (Revue de
    Hayem, 2º semestre, 1875.)

VALLET. — Thèse, 1892.

VALLIN. — Gazette des hôp., 1877. — Revue d'hyg., 1882, p. 913 à 922.

VINCENT (H.). — Ann. de l'Inst. Pasteur, déc. 1890.

WOILLEZ. — Rapp. à l'Acad. de méd., sur les ép. 1873.

WOODS. — Bost. med. and surg. Journ., 1877.

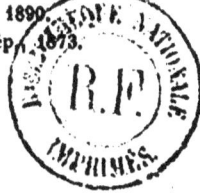

# TABLE DES MATIÈRES

———

———

Typ. A. DAVY, 52, rue Madame, Paris — Téléphone.